一次解决一个问题

基于单次治疗的心理自助

［英］温迪·德莱登 著

邓雪滨 译

Help Yourself with Single-Session Therapy

Windy Dryden

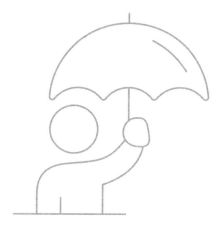

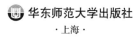 华东师范大学出版社

·上海·

图书在版编目（CIP）数据

一次解决一个问题：基于单次治疗的心理自助／
（英）温迪·德莱登著;邓雪滨译. 一上海：华东师范
大学出版社,2023
ISBN 978-7-5760-4025-8

Ⅰ.①一··· Ⅱ.①温···②邓··· Ⅲ.①精神疗法
Ⅳ.①R749.055

中国国家版本馆 CIP 数据核字（2023）第 131625 号

一次解决一个问题：基于单次治疗的心理自助

著　　者　温迪·德莱登（Windy Dryden）
译　　者　邓雪滨
责任编辑　白锋宇
责任校对　陈梦雅　时东明
装帧设计　卢晓红

出版发行　华东师范大学出版社
社　　址　上海市中山北路 3663 号　邮编 200062
网　　址　www.ecnupress.com.cn
电　　话　021-60821666　行政传真 021-62572105
客服电话　021-62865537　门市（邮购）电话 021-62869887
地　　址　上海市中山北路 3663 号华东师范大学校内先锋路口
网　　店　http://hdsdcbs.tmall.com

印 刷 者　上海盛隆印务有限公司
开　　本　889 毫米×1194 毫米　1/32
印　　张　6
字　　数　127 千字
版　　次　2024 年 1 月第 1 版
印　　次　2024 年 1 月第 1 次
书　　号　ISBN 978-7-5760-4025-8
定　　价　48.00 元

出 版 人　王 焰

（如发现本版图书有印订质量问题,请寄回本社客服中心调换或电话 021-62865537 联系）

本书得到以下课题支持：

上海市杨浦区医学重点学科(心境障碍科,22YPZB10)
北京市希思科临床肿瘤学研究基金会课题(Y‐HS202202‐0165)

推荐序一 人人都有自助的潜力

我是一名从业 22 年的精神科医生,很高兴也很荣幸能为《一次解决一个问题:基于单次治疗的心理自助》这本译作写一篇推荐序,这是我第一次受邀为一本心理学译作写序,所以不敢不全力以赴。

我的职业跟心理咨询师和心理治疗师一样——都是帮助他人的工作。我的工作对象不仅包括抑郁症、双相障碍、焦虑障碍等各类精神障碍患者,也包括很多并未患病却有着各种心理问题的人士,他们的共同点是在人生的某个阶段处于心理上的"弱势"状态,当然,很多时候也处于现实世界的"弱势"状态,即书中所言的"困境"。常年从事帮助"弱势"群体的工作难免会滋生出一种"无所不能"乃至于"不知天高地厚"的病态自恋,所以我时时提醒自己我的工作只是"助人自助",恰好暗合了这本书提到的一个核心理念——"所有帮助的终点是自助",这与中国文化中的"授之以渔"也不谋而合。

我与本书的作者和译者一样,相信人人都有自助的潜力。因为在人类的发展过程中,学习和成长的力量总是在起作用的。只不过在困境状态下,有些人可以被激发出有效自助的动机和行动,而很多人的自助潜力会被压制,结果陷入心理危机之中无法自拔。本书作者基于理性情绪行为疗法这一经典心理学理论和方法学,用浅显的语言娓娓道来,向大家传授如何识别健康的和不健康的负性情绪、如何检验和转换积极的态度(认知)、如何制定策略和采取行动等提升自助效率的方法,这些在我看来对任何愿意自助的人都是很受用的。我向公众推荐这本心理学自助书籍还有一个理由，那就是，多数国人可能受到"面子文化""耻文化"等传统的情绪体验和认知模式的影响，通常不太愿意因负性情绪去求助他人。

当然，如果你是一个非专业人士，想帮助他人却感到无从下手，那么我推荐读一读这本书，会对你大有用处。对于精神科医生和心理卫生工作者等专业人士，这本书也是一本很好的基础阅读材料，基于"单次治疗"的策略和理念对于我们中的很多人来说还是一个陌生的概念，因为我们总是相信唯有"长期"和"持续"的治疗和干预才有效——一种专业"自恋"的体现。这本书可以告诉作为专业人士的我们，激发病患和来访者的自助动机，传授有效的自助方法，可能会让我们的工作更轻松一些。

最后要提及的是作者的开放态度，比如，作者言及，如果觉得此书有用或者想自助可以读一读，觉得没用或不想自助就不用读；如果想求助可以求助，如果不想求助可以暂时不求助……作者所传递的这种接纳和包容的态度既是其专业性的体现，也是在告诉读者，面对生活的各种不确定性，我们也要准备好无条件接纳自己的各种不确定的反应，"发挥当下的力量"去改变那些固化的适应不良的态度和行为。

吴志国
上海市杨浦区精神卫生中心科教科主任
上海健康医学院精神卫生临床研究中心执行主任
2023 年 3 月 15 日

推荐序二 心理自助，从解决问题开始

如果很多年前有人问我：只做一次心理治疗，能否解决我的问题？我的回答估计是：不太可能！如果患者真的只来一次就认为治疗师已经解决了他的问题，那要么他是情绪暂时得到安抚，没那么痛苦了，要么他就是找个理由退出咨询而已。在我的知识体系里，正规的心理治疗一定需要经历系统评估、建立关系、确定目标、实施干预的全过程，而一次50分钟的治疗如何完成这么多事情？随着理论知识体系的不断提升、临床心理治疗工作的逐渐积累以及同道间的相互交流，越来越多的证据表明，单次治疗也可以有效，而且能够帮助来访者学会如何自我调整，并在生活中尝试自助。

那么，如何自助？大众想到的答案可能有：找人聊聊、培养兴趣爱好、运动、少想一点……这些确实都是不错的选择，但如果要聚焦某个问题，可以是现实问题也可以是情绪问题，想去更好地解决它，也许需要一些专业的心理学知识与思路，才能更好地帮助到自己。我们可以通过和专业从业人员面对面咨询来解决问题，也可以通过学习诸如本书基于单次治疗总结的系统方法来进行自助。

面对问题，你是否想去改变？如果确定想去解决问题，无论是咨询还是自助，可能都要确定目标。而如何确定治疗目标，往往在临床实践中困扰着治疗师和来访者。我们很容易提出存在什么问题，但却很少评估问题的可控性与相关影响因素。由此，我们常常把目标定为"我不要这个问题再出现"，但这样做往往不可控且难以实现，很容易让我们产生深深的挫败感，对自助产生怀疑。因此，每次自助都要设定一个合理目标是非常关键的，当我阅读完这本书中对问题选择与目标设定的方法介绍后，突然觉得豁然开朗，我想它一定也会对你有所帮助。

如何解决问题？本书以患者娜奥米的故事为示例，详尽地列出了如何选择方案、实施方案并评估效果的具体方法。当然，确定你的内在优势、外在资源，在解决问题的过程中也很重要。作者用"反思—消化—行动—等待—决定"的过程来聚焦每个问题，采用列表法对问题、目标、思维模式、困境分析、方案制定等进行梳理，整体而言，是很不错的自助方法。特别是当我们的思考陷入一团乱麻、无从下手时，书内提供的各种表格分析，可以让我们的逻辑线更加清楚，也为我们的问题应对提供了充分的理性思考空间。

我想一次好的自助体验一定会让你信心倍增，但并不意味着自助仅此一次。不断积累，逐次治疗，尝试改变，接纳自我，才是本书的初衷。希望阅读本书后，你能够不断尝试。在自助的道路上解决问题是我们每个人一直努力的方向！

冯威

复旦大学附属肿瘤医院心理医学科主任

2023 年 3 月于上海

译者序

在我看来,心理主要是三件事:"情绪""认知"和"行为",三者相生相克,循环往复。事实上,大部分的心理问题都是因"痛苦"而求助,这里的痛苦就是情绪,也是本书几乎唯一关注的问题。本书对情绪问题的主要处理策略来自理性情绪行为疗法(REBT)和问题解决(Problem-solving)的框架,简洁明快且相当实用。

本书是本心理自助书,我翻译本书的初心之一是想推广"单次治疗"(SST)的理念,目的是想让国内的读者对心理咨询/治疗有更全面的认识。传统的心理咨询/治疗都不太认同一次咨询/治疗就会解决问题,对此我觉得既对又不对,对的是心理问题经常是很复杂的,很难一次处理完成,不对的是需要处理的心理问题也经常可能并不复杂,这取决于来访者的期待和诉求,而非咨询师/治疗师的一厢情愿。本书第三章提到,SST 的最初实践者,以色列心理学家摩西·塔尔蒙(Moshe Talmon)在他的临床统计中也佐证了这一点。特别要指出的是,本书所指的"单次治疗"并非仅此"一次",而是留有空间,在需要时可以再来一次,即"One-at-a-Time Therapy",就像书名《一次解决一个问题》一样。

翻译的初心之二是想推广"自助"的理念。本书一直在强调个体自身对问题的看法和角度,以及如何根据这些看法和角度制定解决问题的方案并达成目标。这背后的逻辑是相信每个人都有主体性,也具有解决问题的潜能,只是在某些特定的场景下受到情绪的困扰而迷失或陷入某个难以自拔的漩涡中,只要你能够停下来开始反思过去的经验,也许解决的答案自然就会浮现。这个理念其实也是心理咨询/治疗的最终目的,即"助人自助"。

本书结构清晰,但是读者在阅读过程中可能会容易陷入概念的混淆中,在此我对一些基本的概念和整体的自助框架作了整理,以帮助读者更易阅读,详见下图。

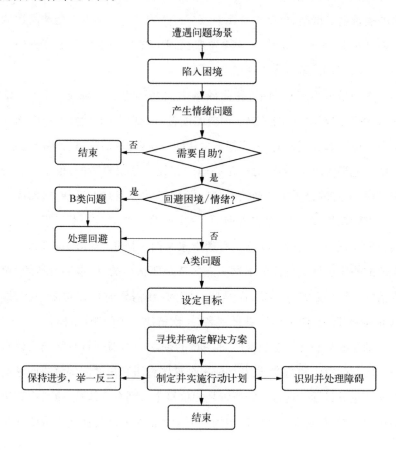

名词解释:

1. 问题场景(situation):指产生心理问题的情境,比如书中作者在众人面前演讲的例子。
2. 困境(adversity):亦指困境主题(adversity theme),是让你感到不舒服且带来挑战的负性事件,比如"威胁"。
3. A类问题:因为要面对困境而产生的情绪问题(emotional problem)。
4. B类问题:因为回避困境或困扰情绪而产生的问题。
5. 困扰情绪(troublesome emotion):因困境产生的情绪反应,是不健康的情绪反应,和健康的情绪反应相对,就是A类问题。
6. 本书以情绪问题为例,但同样适用现实问题的处理。

最后,感谢责任编辑白锋宇女士,帮我处理翻译上的疑难杂症的郑珂茹女士,替我承担主要校对工作的林荫女士,以及为本书写序的吴志国医生和冯威医生。希望读者能从此书中获益,如有问题,也请不吝指教。

邓雪滨

2023 年 6 月

目　录

前　言

虽然我写过其他自助书籍，但那些主要是从理性情绪行为疗法（Rational Emotive Behaviour Therapy，REBT，是早期认知行为疗法中的主流方法）的角度出发的，本书是我第一本展示如何运用单次治疗（Single-session Therapy，SST）来帮助自己的书。在 SST 中，治疗师和来访者见面时，明确表示要在一次治疗中帮助他/她，并告知来访者需要时可以进行更多次的治疗。我从事 SST 已有数年，对单次治疗所取得的成效印象深刻。当治疗师和来访者都准备好从一开始就以一种聚焦的方式工作时，治疗师便不需要像常规治疗那样进行安排，比如在开始治疗之前，通常先了解来访者的病史，进行全面评估或个案概念化。

我发现 SST 特别令人兴奋的地方是，它鼓励治疗师和来访者充分利用他们在一起的时间，并聚焦在来访者最迫切需要解决的问题上。当然，如果来访者需要的话，仍然可以获得更多的帮助——这就像一张可兜底的安全网，来访者即使可能觉得不需要，但因为知道帮助一直存在也会感到安心。

虽然你不太可能只做一次自助（尽管这是可能的！），但本书将帮助你快速沉下心来着手自助，并从每一次自助中获得最大收益。在本书中，我会向你介绍 SST 的效能和潜力，让你可以运用我所讨论的理念帮助自己处理最迫切的问题。

我喜欢 SST 的一点是，它鼓励来访者和治疗师把各自相关的技能和优势带到治疗中。在这本书中，我会鼓励你确立自己对以下问题的看法，比如：哪些因素与你的问题有关？你在不知不觉中做了什么导致这个问题一直存在？一个解决问题的好方案包括哪些有效因素？此外，我还会提供我对这些问题的看法，这些看法来自我的治疗方法，即 REBT。你现在还不必运用 REBT 观点，但需要的话随时可以运用。因此，你既可以依靠自己的见解，也可以运用 REBT 的见解，或者运用你认为两种见解中最好的。无论你决定用哪种，都可以，而且不会改变本书主要基于 SST 这一事实。

温迪·德莱登

于伦敦和伊斯特本

2020 年 6 月

第一章

为何自助?

概 述

　　在本章,我将探讨一下为什么你会选择自己解决心理问题或其他问题,而非向他人寻求帮助。我认为有两种选择自助的原因。第一种是你希望得到他人的帮助,但出于某些原因,帮助变得不可能。我把这叫作"无可奈何的自助"(self-help by default)。第二种是你更愿意自助而非他助。我把这叫作"有意而为的自助"(self-help by design)。不管怎样,如果你生活在英国,大概会有三种获得他人帮助的方式。

受助场景

　　如果你被一个心理问题纠缠已久,那么你可以做的是:

- 保持现状,继续挣扎,并希望问题会在未来自动消失。
- 和一个非专业人士谈谈。他/她可能是你认识的人,比如你信任的朋友或家人。

- 咨询受过训练的专业人士(见下文)。
- 实施自助计划,这也是本书的主题。

咨询非专业人士

如果你决定与一个非专业人士谈谈你的问题,并假设选择了一个有同情心的人,那么这个人可能会以两种方式回应。第一,他/她可能会不厌其烦地倾听你的故事,给你空间澄清你的问题。我称这种帮助为"基于倾听的帮助"。第二,他/她可能会听你说,然后根据自己对问题的理解,为你提供一些你可以怎么做的建议。我称这种帮助为"倾听加建议式帮助"。这两种类型的帮助都没问题,如果你觉得他/她所做的确实对你有帮助,那很好。

咨询专业人士

你可能已经和生活中某些值得信赖的人交谈过,但发现他们并没有给你提供有用的帮助。对此,你可能要考虑咨询受过训练的心理健康专家,如心理咨询师或治疗师。在英国,主要有三类专业人士可以咨询。

咨询在国家卫生服务体系内的专业人士

第一,你可以去找在国家卫生服务体系(National Health Service, NHS)内工作的受过训练的专业人员。毕竟,你可能已经通过纳税和缴纳国家保险(National Insurance, NI)为这项服务体系作出过贡献,因此你有权在需要时获得帮助。而且，这是一个为你的问题寻求帮助的完全有效的途径，可能你也希望采用这种途径。如果是这样，你可以联系你的全科医生，他可能会给你提供药物治疗或推荐你去接受 IAPT（即Improving Access to the Psychological Therapies，是指"增加获得心理治疗的机会"）提供的谈话治疗。目前越来越多的人可以直接寻求 IAPT 服务。通过 IAPT，你的问题会被评估，并基于问题的种类获得相应帮助。根据问题严重程度和居住地，你会先进入一份等待名单。然而，你能得到的帮助是有限的。

咨询慈善组织或非营利组织的专业人士

第二，你可以去由慈善组织或非营利组织管理的咨询服务机构。和去国家卫生服务体系（NHS）一样，你的问题会被评估，同样基于对你需求的评估，你会进入一份等待名单。虽然这样的服务可能会提供持续的帮助，但现在这种可能性比过去要小。这是为什么呢？在我看来，一个矛盾的因素是，英国人比以前更能接受自己和他人的心理问题。我们越来越被鼓励去接受这样一件事：情绪上的挣扎以及寻求帮助并不可耻。因此，有越来越多的人向训练有素的心理专家寻求帮助，但可惜的是，没有足够多的心理咨询师和治疗师为那些正在寻求帮助的人提供服务。对此，NHS 以及慈善组织和非营利组织不得不采取限流措施，等待名单也变得越来越长。

咨询私人执业的专业人士

在英国获得治疗服务的第三种方式是自己找心理咨询师或治疗师。

如果你采取这种方式，那要么自费，要么使用可以涵盖该服务的个人健康保险。私人治疗师一般不会对治疗次数设置上限，因此，从一开始就与治疗师商定固定的治疗次数是必要的，以此明确与治疗师的相处模式以及治疗进度等。

所有帮助的终点是自助

在大致了解英国人寻求治疗的背景之后，我要提出一个你可能不会完全认可的观点，那就是："所有帮助的终点是自助"。

我一直使用一种叫作"理性情绪行为疗法"（REBT）的治疗方法，我会在本书中适时地分享 REBT 的见解。REBT 作为一种治疗方法，是早期认知行为疗法（常被称为 CBT）中的主流方法。有时我会被问及 CBT 是否有效，我的回答是："如果你用它，可能有效，但如果你不用它，肯定无效。"

当一家制药公司研究药物的疗效时，只有确定被试在药物试验中服用过该药物，才能知道其效果。同样，判断 CBT 效果的唯一方法是，我们知道这个人在生活中用过它。因此，如果有人被推荐接受 CBT，却没有在生活中付诸实践，那么就很难公平地检验治疗的效果。这就是我为什么认为，所有的治疗最终都是自我治疗。

两种自助类型

在本章开头的概述中,我区分了"无可奈何的自助"和"有意而为的自助"。现在让我更全面地讨论每一种类型。

无可奈何的自助

如果你是这种情况,那表明你希望得到心理健康专业人士的帮助,但出于某些原因,帮助无法实现。下面是一些可能的原因:

- 想获得帮助,但必须要等很长时间。也就是说,你希望得到心理健康专业人士的帮助,也真的去找了,但你被安排在一份非常长的等待名单上,估计无法等到那一刻。因此,你决定自己帮助自己,虽然并不情愿。
- 找不到能提供帮助的心理健康专业人士。你想向心理咨询师或治疗师咨询你的问题,但你的居住地周围没有这样的服务,而去私立机构又太贵。同样地,尽管有些不情愿,但你还是只能寻求自助。
- 负担不起咨询费用。有时会有另一种情况发生,即你可以得到在国家卫生服务体系或非营利机构工作的心理健康专业人士的帮助,但这并不是你想要的,你所要的只能在私立机构才能获得,而你又承担不起相应的费用。在从心理健康专业人士那里寻求不想要的帮助和自助之间,你又一次不情愿地选择自助。

· 其他现实问题。你愿意接受帮助,但存在一些现实阻碍。例如,工作时间上的安排可能让你无法进行治疗,因此你再次不情愿地选择自助。

从上文可以看到,当你不得不寻求自助时,伴随着你的会是不满或焦虑。我将在稍后讨论如何处理这种情况。

有意而为的自助

这种自助是指,尽管可以从其他人,特别是心理健康专业人士那里得到帮助,但你还是选择自己处理你的心理问题。这可能有如下原因:

· 自主性。如果你是有较强自主性的人,就会更愿意依靠自己而不是让别人帮你。你可能会向治疗师咨询,但有明确的意愿,会用从治疗师那里学到的东西来帮助自己。

· 自我赋能。自助可能会给你一种赋能感,如果你向治疗师寻求帮助,可能就体验不到这种感觉。

· 自助更符合你的节奏。你可能是那种喜欢自己规划时间的人,这样就可以在适合自己的时间里做事情,而不是根据他人的时间来安排。如果是这样的话，那么自助的方式就适合你，因为你可以选择在任何时候帮助自己，而不必遵循咨询师或治疗师的时间表。

上述三个因素代表了自助的正向理由。下面是另一种情况，即自助是为了避开咨询中经历的问题。

· 羞耻。你可能需要帮助，但宁愿自己帮助自己，因为你对找人帮忙感到羞耻。在这种情况下，你首先可能要处理的是寻求帮助的羞耻感。一旦处理完毕，你才能更坦然地选择向治疗师或是自己寻求帮助。我将在下一章对这一主题展开讨论。

如果运用我所说的自助心态，那么无论你是有意地还是无奈地选择自助，都会从中取得最大的收获。在第四章我会讨论这一点。

戴维·穆斯的自助建议

在本章最后，我根据戴维·穆斯（David Muss）（2012）在其关于处理创伤后压力的优秀自助书籍《创伤陷阱》（*The Trauma Trap*）①中提出的

---

①　如果你因创伤后压力而痛苦，最好参考一下戴维·穆斯关于这个问题的著作：Muss，D.（2012）．*The Trauma Trap*．London：Doubleday．

自助建议,推测自助可能对以下人群特别有用：

- 担心接受治疗后被别人发现从而影响工作的人。
- 接受过治疗发现没有帮助的人。
- 赞成"自助是为了在问题变得固化前将其'消灭在萌芽状态'"的人。
- 不想通过服药和看治疗师来解决心理问题的人。①

如果你很清楚自己有一个想要自助的问题,那么你可能希望跳过第二章,转到第三章。但是如果你还不确定,那么在下一章中,我将回答以下问题：你是否可能需要帮助？当你对被帮助感到矛盾时该怎么做,即使这种帮助来自你自己？

---

① 此处是为了强调来访者自主性,但如果心理症状特别严重,那强烈建议就医。——译者注

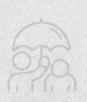

第二章

你需要帮助吗?

概 述

在本章中,我会帮助你确定两件事:你是否有问题,以及你是否需要通过帮助来解决这个问题。在此过程中,我将考虑情绪问题和求助之间的关系。特别是要向你展示如何处理解决问题时的两个主要心理障碍:羞耻和犹豫。我还将区分阅读本书和使用本书的差别,并强调建议你使用本书来实现改变。

如果你认为你没问题,不必寻求帮助

请注意,你是否有问题和是否需要帮助是两码事。如果你认为自己没有问题,那么你就不会寻求帮助,至少不会为这个问题寻求帮助。想象一下,你去见治疗师,在被问及你的问题是什么时,你说没有问题。那么,这时可能是别人认为你有问题,但你并不这么认为。这种情况会在之后讨论。无论如何,一条不错的经验法则是:没问题不求助。如果在本书的背景下,就是"没问题不自助"。

阅读本书和使用本书

请注意我在区分"阅读本书"和"使用本书"。

阅读本书意味着什么？

阅读本书意味着你只是被动地参与其中，如果有问题也不一定要使用书中的任何建议。阅读本书的目的是看看它的内容是否对你有意义，如果有意义再决定是否用它来解决你的问题。

使用本书意味着什么？

如果你认为自己有想寻求帮助的问题，那么使用本书就意味着你要选择问题，进行聚焦，并使用书中提出的建议来自助解决［该问题在本书中被称为"指定问题"（nominated problem）］。同时，使用本书意味着你会主动参与，并将书中的建议应用于你的"指定问题"（当然，前提是该问题对你是有意义的）。因此，请注意，只阅读而不使用不会帮你解决问题。

"使用"前先"阅读"

因此,如果你确实有问题(见下文),那么我建议你为了使用本书而先去阅读本书。请记住,在你使用本书之前进行阅读有两个目的。第一,确定这本书你是否能理解。如果不理解,那就不要用。第二,如果可以理解,你要确定是否能从中获益。即使能理解,但你认为并不会从中获益,那同样也没必要用。这种情况下,建议你把这本书送给一个可能希望使用它并从中获益的朋友。如果在读完这本书后,你认为自己可以理解并能从中获益,那就回到本书的开头去使用它。

即使没问题也可以读

如果你现在没有问题,当然还是可以读这本书。我鼓励你这样做,是因为你可能想知道,如果你未来有情绪问题可以怎样帮自己。只不过目前,因为没问题,所以还用不上它。

现实问题和情绪问题

区分现实问题和情绪问题是很重要的。如果你有一个现实问题,比如找不到工作,或者发现很难找到合作伙伴,那么你会想要找一个聚焦现实的解决方案（例如拓宽你的求职范围，或者询问朋友是否可以给你介绍一些他们认识的可能适合你的合作伙伴）。如果你有情绪问题，比如焦虑、内疚或无谓的愤怒，那么这些情绪会在许多重要方面干扰你的生活。因此，你会想要一个聚焦情绪的解决方案，这个方案可以帮助你改变你的感受，使它们不干扰你的生活。

　　事实上你既可能因现实问题产生情绪问题，也可能只有现实问题而并未产生情绪问题。无论你有现实问题或情绪问题，这本书都可以为你提供帮助。但是，对于不同类型的问题，你需要使用不同类型的解决方案：对于现实问题会采用聚焦现实的解决方案，对于情绪问题则采用聚焦情绪的解决方案。

你有问题吗？

　　在本节中，我会分别讨论两种情况：第一，有现实问题的情况；第二，有情绪问题的情况。

你有现实问题吗？

　　当你的生活中有一些你不想碰到的情况（比如吵闹的邻居），或者生活中没有你想要的事物（比如一份有趣的工作），可以说你遭遇了现实问题。当这些情况没有让你产生情绪问题时,最好将其归类为现实问题。在这种状况下,你可以竭尽全力地摆脱生活中不想要的(如果可以的话),去获得生活中想要的(同样如果可以的话)。如果你有一个由现实问题引发的情绪问题,那么情绪通常会先占据你的心,并干扰现实问题的解决。这就是为什么如果你有一个现实问题和一个由现实问题引发的情绪问题,心理学家会鼓励你在处理现实问题之前先处理情绪问题。例如,如果你的现实问题是有一个吵闹的邻居,这让你很愤怒(情绪问题),那么最好先处理你的愤怒,再处理现实问题;否则,你很有可能在盛怒之下鲁莽行动,这通常会让事情恶化。

你有情绪问题吗?

如何判断你是否有情绪问题? 从某种意义上说,当你认为自己有情绪问题时,你就有情绪问题。然而,如果你更仔细地考虑这个问题,可能会发现,有情绪问题意味着有以下一个或多个表现。

1. 你正在体验的**情绪**对你来说是痛苦的,并导致你生活的一个或多个重要方面陷入困境。情绪痛苦本身并不一定是有问题的迹象。情绪问题往往是情绪痛苦外加陷入困境。

2. 你采取了自我挫败的**行为**,导致你在困境中越陷越深。这些行为的特征是:(1) 回避,即你不会抓住机会去面对和解决问题;(2) 尽管你在处理问题,但采用的方法不但不能解决问题,反而导致问题持续存在或恶化。

3. 你的**想法**和**态度**强化了自我挫败的情绪和毫无意义的行为,阻碍了情绪问题的解决,进而影响了相关现实问题的解决。

4. 你的情绪问题被回避所掩盖。这意味着你采取了一些措施避免自己受到情绪问题的所有负面影响,但也因此限制了自己,让自己失去了处理情绪问题的机会。

在本书中,我主要聚焦于情绪问题,不过你也可以运用书中介绍和讨论的内容来帮助自己解决现实问题。

当别人觉得你有问题

如果有人认为你有问题(尤其是情绪问题)并提醒你,那么这可能会促使你思考他们的判断正确与否。如果你对此保持开放的心态,建议你使用上面介绍的情绪/行为/想法-态度模式来帮助你作出决定。

另外,你也许会马上反驳别人的观点。你这样做,可能是因为你没有情绪问题,此时此刻没有自助的必要。然而,你也可能因为意识到自己有问题而感到羞耻,进而反驳对方的观点。这种羞耻感本身使你否认问题的存在。

处理羞耻

要处理羞耻就要承认这是个问题,而可能阻止你这样做的是你对羞耻感本身感到羞耻,这是自助的一个悖论。处理这个悖论的方法之一是:假设自己确实经历过羞耻的感受(无论是否真实经历过),再了解如何有效地解决它。

基于单次治疗(本书所依据的理论基础)的一个见解是:在处理所关注问题时,借鉴成功经验往往很重要。因此,你是否曾有过为某事感到羞耻并成功处理此感受的经历? 如果有,你是自己做的还是他人给予了帮助? 如果是自己做的,那么你的哪些想法和做法起到了作用? 如果是他人给予了帮助,那么他们又做了什么? 现在可以利用这些经验来处理羞耻感。

单次治疗的一个实用特点是,它鼓励来访者认识到他们自身的能力,再适时运用这些能力来处理他们的问题。如果要鼓励来访者这样做,那么治疗师至少应该给他们提供机会以听取他们对自身问题的洞察。同时,治疗师在提供专业知识时,不应以专家自居。

处理羞耻之我见

在本节,我会先概述羞耻的相关因素,再提出一个观点,即"失望"

是羞耻的良性替代品。

什么是羞耻?

在我看来,羞耻是人所体验到的情绪,常在以下情况中发生:（1）当和理想目标相去甚远,或者认为向自己或他人暴露了一个弱点时;（2）当你要求自己绝不能有这样的不足或弱点时;（3）当你因为和理想目标相去甚远或有弱点而贬低自己(例如"我能力不行"或"我是一个软弱可怜的人")时。

失望：羞耻的良性替代品

在我看来,失望是羞耻的良性替代品。你会在以下情况中体验到失望：（1）你再次没有达成目标,或者认为向自己或他人暴露了一个弱点;（2）承认自己不想那么差或者有弱点;（3）接受自己是一个普通的、会犯错误的人,会完不成目标或有弱点(例如,"我是会犯错误的"或者"我并不是一个软弱可怜的人;无论我是否完成目标或有弱点,我都可以接纳自己")。

你可能会发现,认为不能达成目标以及向自己或他人暴露了弱点的想法都会让人产生羞耻和失望。因此,检视这些想法的最佳时机是当你处于正确的心态中时,即失望而非羞耻的心态。

努力改变态度

从上文中可以看出,对于因羞耻而否认自身问题这一情况,最好的处理方法是,将强化羞耻的态度转变为强化失望的态度。基本上有两类态度可以选择,如表 2.1 所示。

表 2.1　强化羞耻(僵化和自我贬低)或失望(灵活和无条件自我接纳)的态度

僵化的态度	灵活的态度
我绝对不能离目标太远,也不能有缺点	我不想离目标太远也不想有弱点,但难过的是我的愿望不一定会被满足
自我贬低的态度	无条件自我接纳的态度
因为我不能达成目标或者有弱点,所以我就是一个软弱可怜的人	我不是一个软弱可怜的人;作为一个人,无论我是否能达成我的目标,或是否有弱点,我都可以接纳自己

　　一旦你选择灵活和无条件自我接纳的态度,①那么就用支持这些态度的论据来加强这一选择。一种方法是,想象一下,如果你所关心的人没有达成他们的目标,或者向他们自己或他人暴露了弱点,你会采取哪种态度鼓励他们,为什么? 然后在你需要时,运用同样的论据来演练灵活和无条件自我接纳的态度。

　　当运用上述方法之后,你应该能够克服羞耻感而承认自己有问题了。

---

　　①　希望你已经选择了灵活和无条件自我接纳的态度。如果你真想选择僵化和自我贬低的态度,那么你需要和治疗师讨论一下这个问题。

当你决定不为你的问题而寻求帮助

  如果你认为自己有问题,那么下一步就是决定是否需要帮助。我认识一个对乘坐伦敦地铁感到恐惧的人。她意识到自己有问题,但不想为此寻求帮助。为什么呢? 尽管她承认这种焦虑让她付出了代价(因为她要花更多的时间在伦敦绕来绕去),但她已经找到了解决这个问题的方法(即乘坐公交车或出租车)。在她看来,这个问题存在的成本低于被帮助或自助解决该问题的成本。这个小故事的启示是,仅存在问题并不意味着你会为此寻求帮助。

你是否对寻求帮助感到犹豫?

  你可能有问题,但对寻求帮助感到犹豫,甚至对自助也同样感到犹豫。① 在这种情况下,犹豫意味着你有许多理由寻求帮助,也有许多理由不寻求帮助。

———————

  ① 从这里开始,当我提及寻求帮助时,我指的是向自己寻求帮助,即自助。

处理犹豫

如果你对求助感到犹豫,这里有一种处理方法。

步骤 1:接纳你的犹豫

如果现实情况是你感到犹豫,那么主要有两个选择:接受这一现实或拒绝它。如果你拒绝你的犹豫,那么你可能要求自己不能犹豫。在这种情况下,请认识到,虽然你不想犹豫,但事实如此,不必摆脱它。"接纳"在这里意味着,尽管可能不喜欢,但却要承认这个现实。如果你接纳犹豫这个现实,那么会比拒绝犹豫更有可能去处理它。

步骤 2:列出自助的理由

接下来是分析你的犹豫。首先列出赞成自助的理由,建议以书面形式进行,如表 2.2 所示。

这些理由可能包括:

- 我想摆脱束缚继续前行,这样才更有可能实现我的目标。
- 我特别想改变在困境中的不合理的思维、情绪和行为模式。
- 我希望能够更好地面对困境,在能够改变的时候改变,在不能改变的时候忍耐。
- 我想和别人好好相处。
- 我想要坦然面对自己。

表 2.2　（第一部分）处理是否自助的犹豫

陈述你的问题：

列出自助的理由：
1.

2.

3.

4.

5.

6.

7.

8.

9.

10.

·   我想过一种更符合我自己的价值观的生活。

步骤 3: 列出不自助的理由

然后,列出不自助的理由,填写在表 2.2 第二部分的左边一栏中。这些理由可能包括:

·   在短期内,如果要面对一直回避的问题,我会感到更不舒服。
·   我会失去问题带来的熟悉感,并且体会到不确定性。
·   我将不得不远离支持我的朋友或家人。
·   我会失去问题带来的物质上的好处。
·   自助可能"非常"难。
·   如果选择自助,我不确定接下来会发生什么。
·   我对自助没把握。

步骤 4: 退一步,客观地看待不自助的理由,再作定夺

在你列出不自助的理由后,休息一下,退一步思考一下这些理由,并在表 2.2 第二部分的右栏中对这些理由作出回应。表 2.3 列出了对上述不自助理由的可能回应。

表 2.2　（第二部分）处理是否自助的犹豫

列出不自助的理由	对理由的回应
1.	1.
2.	2.
3.	3.
4.	4.
5.	5.
6.	6.
7.	7.
8.	8.
9.	9.
10.	10.

决定：上述内容，我决定解决/不解决＊自己的问题。
（＊根据实际情况选择）

版权：Windy Dryden（2021），*Help Yourself with Single-Session Therapy*，Routledge.

表 2.3 对"不自助理由"回应的示例

列出不自助的理由	对理由的回应
1. 在短期内,如果要面对一直回避的问题,我会感到更不舒服。	1. 是的,如果我要去面对一直回避的问题,确实会感到更多的不舒服,但如果这种不舒服意味着能够处理问题,并且不会一直持续的话,它是值得忍受的。
2. 我会失去问题带来的熟悉感,并且体会到不确定性。	2. 是的,做一些事情来帮助自己解决问题可能会让自己感到陌生和不熟悉,带来一段时间的不确定性。然而,这些状态可能不会一直保持。如果这意味着可以解决问题,那么容忍这些状态对我来说是值得的。
3. 我将不得不远离支持我的朋友或家人。	3. 如果是这样的话,那么我将不得不把心理健康放在比这些关系更重要的位置上。尽管这可能有些令人难过,但如果我都不照顾自己,谁能照顾我呢?
4. 我会失去问题带来的物质上的好处。	4. 同样,如果是这样的话,从长远来看,有效地解决问题比物质上的好处对我更重要。
5. 自助可能"非常"难。	5. 自助可能是困难的,但是"非常"困难吗?当然不是!
6. 如果选择自助,我不确定接下来会发生什么。	6. 确实如此,但如果我能容忍未知并专注于解决问题,那么很快就会发现未知是什么,然后去处理出现的任何问题。
7. 我对自助没把握。	7. 自信源于不自信地去行动。所以对自助没有信心并不是自助的障碍,除非我让它成为障碍。

步骤 5：决定是否自助

在厘清自助理由和不自助理由及相应回应后，你应该能够决定是否开始自助之旅。现在我假定你已经决定自助了。

娜奥米

在本书中，我会引用娜奥米的案例贯穿始终，她的问题是在工作领域。每次工作受到批评，她就变得很沮丧。即使老板表扬了她，随之而来的"如何做得更好"的善意建议也会引发她强烈的自我批评。虽然娜奥米总是按时交差，但她还是会把大量的业余时间花在工作上以免受到批评。她的目标是以更健康的方式处理批评，而把业余时间用在与工作无关的活动上。虽然她想在业余时间与朋友待在一起，但她对这样做感到矛盾，因为她担心别人认为她的工作质量有缺陷，缺乏完整性。权衡利弊后，娜奥米认为如果继续把业余时间花在工作上，她的友谊会受到影响，最终她会精疲力竭，进而影响工作质量。

在下一章中，我会聚焦于本书的基础——单次治疗，概述其主要原则。在此过程中，我将重点讨论单次治疗如何作为自助框架来发挥作用。

第三章

什么是单次治疗(SST)?

概 述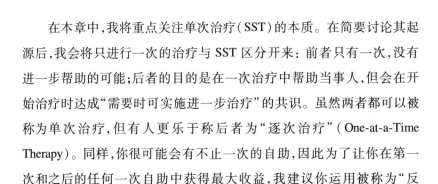

在本章中，我将重点关注单次治疗（SST）的本质。在简要讨论其起源后，我会将只进行一次的治疗与 SST 区分开来：前者只有一次，没有进一步帮助的可能；后者的目的是在一次治疗中帮助当事人，但会在开始治疗时达成"需要时可实施进一步治疗"的共识。虽然两者都可以被称为单次治疗，但有人更乐于称后者为"逐次治疗"（One-at-a-Time Therapy）。同样，你很可能会有不止一次的自助，因此为了让你在第一次和之后的任何一次自助中获得最大收益，我建议你运用被称为"反思—消化—行动—等待—决定"的过程。

SST 的由来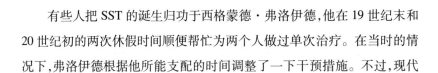

有些人把 SST 的诞生归功于西格蒙德·弗洛伊德，他在 19 世纪末和 20 世纪初的两次休假时间顺便帮忙为两个人做过单次治疗。在当时的情况下，弗洛伊德根据他所能支配的时间调整了一下干预措施。不过，现代

SST 的由来也许可以追溯到以色列心理学家摩西·塔尔蒙。他在 1990 年写了一本书：《单次治疗：最大限度地提高首次（往往也是唯一一次）治疗的效果》。这本书是塔尔蒙根据自身的经验写成的，他在 20 世纪 80 年代中期曾在加州的凯撒医疗中心工作过一段时间。在诊所工作的早期，塔尔蒙发现他的家庭来访者中有相当多的人（200 人）尽管有第二次治疗机会，但却没有再回来（也就是说，他们的单次治疗往往并非在计划之中）。塔尔蒙并不认同关于这种常见现象的公认原因，例如，"他们退出治疗了；这种事就会发生"或"他们没有准备好改变"，而是采取了一种前所未有的方式。他联系只做了一次疗程的 200 个来访者，从他们那里了解是什么原因让他们只来一次。令塔尔蒙惊讶的是，"在联系的 200 个病人中，有 78% 的人说他们从一次治疗中就得到了他们想要的，而且让他们的问题得到了一定或者较大程度的缓解"（Talmon，1990：9）。① 从那时起，世界各地的心理咨询师和治疗师都对 SST 产生了兴趣，在 2012 年至 2019 年间，举办了三次关于 SST 的国际研讨会，两次在澳大利亚，一次在加拿大；第四届国际研讨会计划于 2024 年在意大利举行。

SST 是什么？

从某种意义上说，SST 的定义是显而易见的：

---

① Talmon. M. (1990). *Single Session Therapy: Maximizing the Effect of the First (and Often Only) Therapeutic Encounter*. San Francisco, CA: Jossey-Bass.

> 单次治疗就是一次会谈（session），通常由治疗师提供，与来访者共同合作，以帮助来访者在治疗结束时达成来时所要实现的目标。

然而，像生活中许多其他事情一样，现实往往比定义更复杂。因此，我将对上述提法进行更细致的阐述，尤其是当它所提出的议题与自助相关时。

SST 真的只是一次会谈？

对于这个问题的答案既是肯定的又是否定的。当答案是肯定的时，意味着治疗师和来访者事先达成一致，即无论出于什么原因，会谈有且仅有一次。例如，我开展了很多关于单次治疗的工作坊，在工作坊上，我会做一到两次演示来介绍实践 SST 的方法。我会事先对还未上场的志愿来访者说清楚，即马上进行的治疗是我与他们唯一的一次，在此基础上自愿参加。

当答案是否定的时，治疗师和来访者只打算见一次，但他们会在一开始达成共识，即如果需要可以提供进一步的帮助——可能是另一次单次治疗，或者来访者根据双方（来访者和治疗师）对来访者需求的共同评估，寻求其他形式的帮助。

逐次治疗

考虑到一开始就明确来访者可以在需要时获得更多帮助，一些治疗师更愿意使用"逐次治疗"（OAATT）这个词而不是"单次治疗"（SST）。OAATT 的定义如下所述：

> 逐次治疗同样涉及单次会谈，通常由治疗师与来访者合作进行，目的是在该次治疗中尽可能地帮助来访者。同时双方都知道如果需要，可以提供进一步的帮助。每轮治疗包含一次会谈，直到来访者实现他们所设定的目标。打包治疗（blocks of sessions）与 OAATT 不可并存，因为打包治疗会事先预订多次会谈。

从定义中可见，OAATT 与 SST 的定义有很大的重叠性，因为它们都给了进一步帮助的机会。在本书中，这两个术语被认为是可以互换的，因为当涉及自助时，你不可能只进行一次自助就能完全帮助自己。

一次会谈是什么？

在传统的心理咨询和心理治疗中，一次"会谈"是指一次"治疗时间"，通常持续 50 分钟。这可以让咨询师在会谈之间抽出时间来做记录和自我休整。在 SST 中，一次会谈可能少于 50 分钟或多于 50 分钟，取决于不同的问题以及一次参与的来访者人数。

"会谈"的概念放在自助上是很新奇的。我把自助的会谈定义为一段用于自己解决一个指定问题或议题的持续时间。根据问题的性质、在任一场景下可投入的时间以及解决问题的速度，一次会谈持续多长时间会有所不同。我建议你按照自己的节奏解决你的问题，不要去纠结类似"一次自助应该持续多久"这样的问题。

反思—消化—行动—等待—决定

鉴于你可能需要不止一次自助，有些建议可以帮助你从每一次的自助中获得最佳效果。在进行了一次自助后，建议你运用一个称为"反思—消化—行动—等待—决定"的过程（见第六章）。基本上，这意味着你要反思从自助中学到的东西，加以消化，根据消化后的学习内容采取行动，并等待一段时间，看看你所做事情的影响，然后再决定下一步做什么。

利用这个五阶段过程，你可以一次次地帮助自己，直到解决你的指定问题及任何相关问题。

为什么要使用单次治疗？

你可能仍然想知道为什么会存在 SST？毕竟，这听起来确实有悖常理。因为你可能认为在心理咨询或治疗的第一次访谈中，治疗师会专门对来访者和他们关注的问题进行评估，然后才建议一个相对具体的"治疗"方案。当然，一般情况下确实如此。然而，一些令人惊讶的发现让人们对这种"先评估后治疗"的方法是否在所有情况下都有价值产生怀疑。

第一个令人惊讶的发现是，在公共治疗组织和非政府治疗组织（比如慈善组织所经营的机构）中，①来访者最频繁的治疗次数是"1"次，其次是"2"次，然后是"3"次（Hoyt 和 Talmon，2014）。② 当治疗师得知这一发现时，他们往往会认为这是来访者对所接受治疗普遍不满意的证明，可称之为"退出治疗"。然而，第二个令人惊讶的研究结果是，70%~80%参加过一次治疗的来访者对那次治疗感到满意，并没有寻求进一步的帮助（Hoyt 和 Talmon，2014）。

鉴于来访者可以快速得到帮助，并且通常对这种帮助感到满意，因此，了解 SST 有什么样的帮助以及如何运用其中的有效成分来自助，是有益的。本书就是为了回答这些问题而写。

本章阐述了单次治疗的本质，下一章将讨论我所说的"单次治疗自助心态"。你具备这种心态的要素越多并因此采取行动，你的自助努力就越有成效。

---

① 我们不知道私人机构的可比数据是多少，因为没有要求私人医生提供此类数据。

② Hoyt, M. F., & Talmon, M. F.（2014）. What the literature says: An annotated bibliography. In M. F. Hoyt & M. Talmon（Eds.）, *Capturing the Moment: Single Session Therapy and Walk-In Services*（pp. 487-516）. Bethel, CT: Crown House Publishing.

第四章

运用单次治疗自助心态

概 述

当我在培训单次治疗的治疗师时,我概括了一种特殊的单次治疗心态,治疗师如果要在 SST 中有效工作,就需要采用这种心态。而且我注意到,如果来访者要从 SST 中受益,他们自己也需要采用单次治疗心态。在本章中,我将考虑和讨论后一种心态的相关要素,并展示如何将这些要素应用于自助,以鼓励你从基于 SST 的自助努力中获得最大收益。我称此为单次治疗自助心态。

运用单次治疗自助心态的要素

在自助时,你能使用的要素越多,自助就可能越有效。在本章中,我将简要回顾这些要素,并在本书的其他部分对其进行阐述。

从每次自助中获得一些有意义的东西

无论你在处理自己问题时需要多少次会谈,运用单次治疗的指导原则都是有用的。其中一条原则是：从每次自助中获得一些有意义的东西。这些东西最好与你要处理的问题及其解决方案相关。

运用发展型心态

卡罗尔·德韦克(2017)区分了"成长型心态"和"固定型心态"。[①]前者指出,智力是可以发展的,而不是像后者那样一成不变。成长型心态有如下特点：

拥抱而非回避挑战

当你拥抱挑战时,我建议你遵循"挑战适度"(challenging, but not overwhelming)原则。这意味着,当你面对困境时,把它看作挑战,而不是会压垮我们的困难。

坚持不懈地面对挫折而不要轻易放弃

在实施自助计划的过程中,你会遇到各种挫折。你可以把这些挫折看作关于你需要改变的有价值的信号,而不是永远无法达到目标的信

---

① Dweck, C. (2017). *Mindset: Changing the Way You Think to Fulfil Your Potential.* London：Robinson.

号,然后选择放弃。坚持会帮助你更倾向于把挫折当成有价值的信号。

努力是问题解决的必由之路

虽然能轻松解决问题很不错,但不太现实。在改变过程中努力是必须的,贯彻这种观点会有助于你解决问题。

向他人学习

别人可以成为你学习解决自己问题的资源。因此,你可以学习别人如何解决类似的问题,也可以从别人的建议中学习如何解决问题。尽管如此,但你只需要选择那些对你有意义和有效的方案。

运用当下的力量

"当下的力量"是指,尽管你可能是为未来设定目标,也会受到过去事情的影响,但你实际生活在"当下",你只能"在当下"帮助自己。因此,不要再认为你是过去的囚徒,也不要再把帮助自己推迟到未来某个不确定的时间,帮助自己的最佳时间就是"当下"。

认识你的优势并在自助中使用

单次治疗的治疗师鼓励来访者利用他们的自身优势,以帮助他们在治疗过程中获得最大的收益。这是因为在 SST 中,没有足够的时间来帮助来访者发展其目前不具备的技能。同样,在自助中,因为你不能和可以教你新技能的治疗师一起合作,所以要在选择和实施最可行的解决方案中利用自身优势来解决自己的问题。

确定外部环境中的潜在资源并利用它们处理问题

单次治疗的治疗师还鼓励来访者在他们的外部环境中寻找可以用来帮助解决问题的资源。这是一个你可以在自助努力中运用的策略。其中一类外部资源是你所认识的人,他们可能在你解决问题时帮助或鼓励你。

聚焦于一个问题

2006 年,英国健康和美容零售商及连锁药店博姿(Boots)为希望坚持其新年决心的人开展了一项活动,被称为"改变一件事"。在我看来,这种观点是正确的,即如果你试图改变一个问题,往往会比试图同时改变几个问题更有效。因此,除非你有充足理由不这样做,否则就确定并专注在一个问题上,直到实现你的目标。然后,如果需要,再选择另一个问题去处理。

承担适度责任

在我看来,你要对你能控制的事情负责。因此,当你在思考希望解决的问题时,要弄清楚你能控制什么,不能控制什么。一条很好的经验原则是：你的想法、感受、行为和决定都在你的控制范围内,因此你要对它们负责;其他人的思维、感受和行为方式是你无法控制的,因此不必对它们负责。尽管如此,但你可以影响他人,通过自己的行为来影响他们,这一点将在下一节中讨论。

关于责任原则,重要的是,它让你认识到,虽然你过去和现在所处的环境可能会影响你,但不会限制你,你可以通过选择如何应对来渡过难关。

评估问题,改变你能控制的而不是不能控制的

根据上述观点,当你着手解决问题时,重要的是要把你能控制的且与问题相关的因素作为改变的目标。如上所述,这意味着要改变你思维或行为的某些方面;也意味着你可以尝试影响所处的环境,包括他人的行为,但只能通过改变自己行为的某些方面来做到这一点。例如,如果你与另一个人的关系有问题,你想改变这种关系,就只能通过改变你在这种情况下可以控制的东西来实现。你可以改变你对对方的思维方式,更重要的是改变对对方的行为方式。当你做出这种改变时,注意它们对对方产生的影响。在你看到对方的变化之前,你可能不得不试验各种方式与对方相处。如果没有变化,那你还有一个选择:你可以选择留在关系中,也可以选择放弃这段关系。若选择前者,那么你需要发展一种使你能够尽可能保持健康关系的心态。

每次自助都要设定一个目标

在解决问题时，你需要关注两种类型的目标。第一种与你提出的需要关注的问题有关。因此，进行自助前后的差异描述是有用的，它会让你判断问题是否已经得到解决。第二种涉及每一次自助过程。可以问自己："现实地说，在这次自助中达成什么目标会让我对这次自助感到满意？"请注意，我在这里强调"现实"一词。在自助中要尽己所能去达成目标，但不要让目标变得不现实，以至于你最终因为未能实现目标而感到气馁。

聚焦现有方案，选择最可行的那个

一旦你明确了问题并清楚需要改变什么，那么你就要列出所有可能方案并选择其中最可行的那个。这个方案应该是你认为可实施的而不是最有效的，因为你可能会发现，最有效的方案也许无法付诸实行。

方案预演

你在买车前会进行试驾，对吗？同样，在决定是否在生活中实施你所选择的解决方案前，你需要对此进行预演。你可以在脑海中进行，也可以找个人来帮助你一起预演。预演的主要目的是帮你获得对解决方案的体验，以了解它是否适合。你可能喜欢展厅里汽车的外观，但当你驾驶时或许会发现它并不适合你。如果你通过预演决定放弃所选方案，就会节省自己的时间，但之后需要考虑其他方案，再选一个看起来最可行的。你对方案进行预演后，可能会以某些方式对方案进行"调整"，以增加在现实生活中实施该方案的可能性。

实施方案并评估效果

你选择一个方案进行了预演，下一步就是在必要的场景下实施，这些场景就是现实生活中真实存在或很可能存在困境的场景。例如，如果你的指定问题是担心某项重要任务会失败，那么你需要在存在失败可能的情况下实施选定的方案，然后评估其效果。在评估时，考虑方案的即时和长期效果是很重要的。在第三章中，我已介绍了"反思—消化—行动—等待—决定"的五步过程，并将在第六章中更充分地讨论这个过程。在这个过程中，一旦你采取"行动"，就"等待"行动结果变得清晰，然后"决定"最终要做什么。如果一段时间之后，如果你的方案被证明是无效的，那么你需要重新评估。你可能错过了某个重要因素，因此在制定其他更有效的方案时要对此加以考虑。

确定和处理改变中的障碍

改变并不总是一帆风顺的，你需要处理可能遇到的任何障碍。这其中最好的方法是预测相关因素，并在这些因素成为障碍之前处理它们。我将在第十三章更全面地讨论这个问题。

保持进步状态

一旦你实现了目标并成功地解决了问题,那么你需要采取措施来保持进步状态。否则,你可能会退回到与问题有关的固有思维和行为方式中(见第十四章)。

扩展学习(即举一反三)

一旦你实施的解决方案被证明对指定问题有效,并且你能保持进步状态,那么就可以考虑将这些方案扩展到可能遇到的其他相关问题上(见第十四章)。

在本章中,我回顾了单次治疗自助心态的相关要素,这种心态是单次治疗视角下有效自助的基础。在接下来的章节中,我将讨论在你准备改变时如何运用这种心态。

第五章

为自助作准备

概　述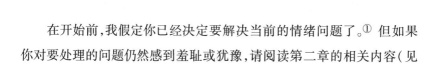

　　在开始前,我假定你已经决定要解决当前的情绪问题了。[①] 但如果你对要处理的问题仍然感到羞耻或犹豫,请阅读第二章的相关内容(见第 19—28 页)。

　　在本章中,我将讨论你可以做些什么来为解决问题作准备。这些准备同样来自单次治疗的实践,是你决定解决问题的基础。因此,你可以通过选择一个问题来为开始一次自助作准备,并要清楚自己为什么要解决提出的问题。你可以总结一下自己以前针对这个问题所做的尝试,以及其中哪些做法是有帮助的,哪些是没有帮助的,从而节省时间。设定目标很重要,让自己获得问题解决的心态也一样重要。我还想建议你确定自身的内在优势和外部资源,因为在整个自助过程中,利用这两类要素对你非常有帮助。最后,我想说的是,无论进行多少次自助,每次都作准备会有切实的益处。

---

　　①　正如我在第二章中所讨论的,你也可以使用本书中的材料来帮你解决你的现实问题。

选择问题

在开始进行自助计划前，你要清楚现在想要聚焦的问题是什么。你可能有好几个问题，但最好是一次只处理一个，因为如果选择最重要的问题来解决，你就会有最大的成功机会。在本书中，我把这个问题称为"指定问题"。

厘清指定问题的影响

在你开始自助计划之前，要清楚为什么这个问题对你而言是个问题。你可以问自己这个问题的影响是什么。我建议你思考一下这个问题对你自己和生活中其他相关人员的影响，包括短期影响和长期影响。可使用表 5.1 列出相关的影响并进行书面记录。以下是一些你可能觉得有用的问题。

- 这个问题是否影响工作，如果是，如何影响？
- 这个问题是否影响人际关系，如果是，如何影响？
- 这个问题是否导致我回避任何对我来说很重要的而不应回避的场景？
- 这个问题是否对生活中的重要他人产生了不利影响，如果是，如何影响？

表 5.1　你的问题对自己及相关他人的短期影响和长期影响

	短　期　影　响	长　期　影　响
对自己的影响		
对相关他人的影响		

版权：Windy Dryden (2021)，*Help Yourself with Single-Session Therapy*，Routledge.

解决指定问题的理由

现在,你应该已经清楚你的指定问题确实是一个问题了。

然而,你并不会因为这是你的问题而希望改变它,或承诺采取必要措施去改变它。因此,下一步是要说明改变的理由,以及你为何准备采取措施寻找并实施解决方案。清楚这两方面的原因是自助的良好基础。其实在很多情况下,人们并没有像我所建议的那样,在开始解决问题前先明确解决问题的原因。

了解之前为解决该问题所做的尝试

为解决问题作准备,另一件你需要做的重要事情就是列出过去你为解决这个问题所做的尝试。你可以问自己以下问题。

· 我过去曾尝试过哪些对解决这个问题有帮助的方法?

找出对你有帮助的因素,把它们记下来,以便今后在确定该问题的解决方案时可以使用。

· 尝试过的方法中哪些对该问题没有帮助或使问题变得更严重？

找出对你没有帮助的因素并记下来,以便在今后设计解决方案时避免使用。许多人一直在使用那些已被证明没有效果的策略来帮助自己处理问题。这是你一定要避开的陷阱。

设定目标

你要清楚地知道你想从自助中获得什么,这很重要。有两种需要设定目标的情况: 第一种是在你准备开始自助时;第二种是在你对问题有更清楚的了解之后(见第八章)。

在开始自助之前,设定目标会让你对如何以不同方式处理问题有清晰的认识。一个有效的经验法则是,如果你无法将目标具象化,那它就不是一个好目标。当被问及通过解决问题想要实现什么目标时,许多人表示消灭问题就是他们的目标。比如:

问题：我对于在一群人面前讲话感到焦虑。

与问题相关的目标：我不想在一群人面前讲话时感到焦虑。

要让自己不焦虑是很难的，所以这不是一个好目标。

比较下面的内容：

问题：我对于在一群人面前说话感到焦虑。

与问题相关的目标：我希望在一群人面前讲话时可以关注所讲的内容，而不是感到焦虑。

相比之下，关注所讲的内容而不是感到焦虑是可能的。这涉及你期望的状态，与问题状态形成对比。因此，这是一个好目标。

获得问题解决的心态

准备自助的一个特别有用的方法是获得问题解决的心态。这么做会有助于你对有效解决问题形成现实的期望。你可以这样做："回忆发生在生活中的，曾以某种让自己引以为傲的方式解决的一个问题。你做了什么让自己以此为傲？"

获取问题解决的心态，并在解决问题时使用它。

确定内在优势

　　为自助作准备的最好方法之一是确定你的内在优势,你可以把这些优势带到自助中,这将有助于解决问题并实现目标。如果需要的话,这里有一些关于优势的例子,可以激发你对此的思考。

- 爱
- 幽默
- 善良
- 社交能力
- 虚心
- 同情心
- 领导力
- 有恒心
- 智慧
- 有弹性
- 灵性
- 自控力

如果你正在努力寻找自身优势,以下问题可能对你有所帮助。[①]

1. 如果询问那些非常了解你的人你的优势是什么,他们会怎么说?
2. 如果你要参加一个非常想要的工作的面试,他们让你说出你的优势,你会怎么说?

如果你有不止一个想要解决的问题,那么不同的问题可能需要不同的优势。请在自助的过程中牢记这一点。

确定外部资源

外部资源是你所处环境中的人、组织和事物,它们在你解决问题时可能对你有所帮助。当涉及环境中的人时,下面这个常见问题可能对你特别有帮助:"谁能在你当前处理问题时给予帮助?"虽然可能只有你能帮助你自己,但你也不必独自完成。有些人可能对"团队"这个概念有共鸣,那就问:"当你解决问题时,团队中谁能提供帮助?"可能的情况是,团队中不同的人会为你提供不同的帮助。例如,有的"团队成员"可能会帮助你集思广益,并评估解决问题的不同方案;而有的则可能会在事情进展不如意时给予你亲切的关怀(tender loving care/TLC)。了解

---

① 你可以在 www.viacharacter.org 上做一个免费的调查来确定你的性格优势。

你的团队成员以及他们能给你什么帮助是很重要的,所以在你开始自助计划时,要列出一份清单放在手边备用(见表5.2)。

为每次自助作准备

在我的治疗实践中,我注意到除非鼓励来访者,否则他们一般不会为治疗作准备。SST 的一个主要观点是:对于求助人来说,无论在治疗过程中还是在治疗前后,有效地利用时间是很重要的。在自助中也是如此。为每一次自助作准备,问自己想从中达到什么目的,尽可能使之切合实际。这样就可以帮你把注意力聚焦在你想要达到的目的上,避免被其他可能与解决问题无关的因素分散。

你的治疗准备将根据所指定问题的解决进度来规划。

在下一章,我将讨论一个称为"反思—消化—行动—等待—决定"的过程。这一过程将帮你从每次的自助中获得最大收益。

表 5.2　谁在你的支持团队中

团队成员姓名	他们最能提供什么帮助
1.	1.
2.	2.
3.	3.
4.	4.
5.	5.
6.	6.
7.	7.

版权：Windy Dryden（2021），*Help Yourself with Single-Session Therapy*，Routledge.

第六章
实行"反思—消化—行动—
等待—决定"过程

概　述

　　在本章,我会鼓励你利用每次自助后的时间来反思从中学到的东西,消化它们,并在相关场景下尝试以几种不同的方式实践所学的东西,这种学习过程我认为是很重要的。经过一段时间,你可以决定是否需要再进行一次自助。这是"逐次治疗"(OAATT)的一个特点。在这种工作方式中,来访者从一开始就被告知,治疗师会与他们一起努力解决求助的问题,也可能会有更多次治疗,但只能一次一约,这个特点在 SST 中也已经很明确了。

"反思—消化—行动—等待—决定"

　　1990 年,BBC 电视台推出了一个由劳埃德·格罗斯曼主持的烹饪节目,名叫《大厨》。每次节目中有三名参赛者,三名裁判,格罗斯曼是主持人。在宣布获胜者之前,格罗斯曼会说,"经过审议、斟酌和消化,我们得出结论"，这成了他的口头禅。① 如果你已经清楚地知道自己需要几次自助，就请像劳埃德·格罗斯曼一样，在每次完成之后对自己说："我已经反思了自助过程，消化了从中学到的东西，并根据消化的知识采取行动，接着等待会发生什么，然后决定是否再来一次。"

反思和消化

在这个被手机轻易主宰的瞬息万变的世界里，你可能需要让自己在作出明智决定之前先停下来，反思自己的体验。这一原则尤其适用于自助。一旦自助结束，你就要开始反思和消化从自助中所学到的东西。这既可以自己做，也可以与值得信赖的、支持你的人一起做（见第五章）。你在反思的时候可以找一个安静的地方，思考所学到的东西以及如何利用它们来更有效地解决你的指定问题。消化能让反思向前推进，包括如何将所学更广泛地应用到生活中（例如，如何将所学应用到其他情况中），或者如何将所学与你所遵循的原则相联系。

行动

一旦你确定了问题并据此选择了解决方案，下一步就是要采取行动，把方案落实到你的指定问题上。如有必要，还可以将该方案应用到其他问题上。你也可以尝试在反思和消化过程中想到的其他相关方案。

---

① 　www.youtube.com/watch? v=LLdaaloloRw.

等待

在每次自助后,有时需要把事情暂时放下,等待一段时间,并在等待中评估自助中所做工作的结果。在等待结束时和下次自助前,给自己一段时间去确定所取得的收获,这其实特别有用。

决定

OAATT 的价值在于,来访者知道如果需要的话,可以再进行一次治疗。了解这点意味着他们可能不必再来一次,特别是如果他们已经做得不错的话。否则,他们可以选择在需要的时候再来一次。这种做法也可应用于自助,虽然可能一次就解决了问题并能够保持进步(见第十四章),但你知道还是可以随时继续自我治疗,而且在这样的自我治疗过程中休息一下也是好的,以免让这个过程变得乏味。这样就可以在需要的时候,带着已恢复的精力继续实施自助。

在下一章,我会讨论在启动自我治疗时,一次只聚焦一个问题的重要性。同样,这样做将帮助你在自助中获得最大的收益。

第七章

聚焦一个问题

概　述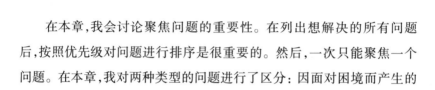

　　在本章,我会讨论聚焦问题的重要性。在列出想解决的所有问题后,按照优先级对问题进行排序是很重要的。然后,一次只能聚焦一个问题。在本章,我对两种类型的问题进行了区分:因面对困境而产生的问题和因回避困境而产生的问题。

选择一个问题处理

　　当你开始自助时,针对要处理的问题列一份清单是很有必要的。列完后,我建议把它们按你想解决的先后顺序排列,这个顺序可能会在自助过程中发生变化,但排列顺序是为了表明你想从哪个问题开始。正如之前提到的,我把这个问题称为"指定问题"。如果你有几个问题,那么"指定问题"可能是你目前最关心的,或者是最容易解决的(如果不同的话),或者是若成功解决会给你带来最大希望和鼓励的。

保持对指定问题的聚焦

除非有充分的理由，否则在解决指定问题前，就把注意力放在该问题上。不然，你最终会面临同时处理数个问题的撕扯，后果可想而知。这就像你开始粉刷厨房，在完成之前转而粉刷餐厅，接着又去粉刷卧室。结果，你会同时有几个部分被粉刷的房间，但都没有完成。因此，在你还没有解决指定问题前，就把注意力转移到第二个问题上，然后再转移到第三个问题上，是同样的结果，即同时存在几个部分解决但并非完全解决的问题。

那么，在什么情况下可以把注意力从指定问题转移到另一个问题上？具体而言，有两种情况。第一种是在处理指定问题的过程中，如果问题清单中的另一个问题突然变得严重起来，让你无法忽略，占据了你的思想，那么将注意力转移到第二个问题上是个好主意。这样，第二个问题就成为当前的"指定问题"，然后像之前一样持续聚焦在新的问题上，直至解决。第二种是当你为解决指定问题做了合理的尝试但没有成功。这时，转移到第二个问题上也是有意义的。另外，如果自己不能解决，就说明要向专业的心理咨询师或治疗师寻求帮助，他们可能会给你带来新的视角。

再次重申一下，要将注意力聚焦在"指定问题"上直到解决它，然后才能转向清单中的下一个问题。

两类情绪问题

在我看来，人们有两类情绪问题。第一类是遇到困境时产生的一种或多种令人困扰的情绪反应。我会在第八章讨论如何理解和分析这类问题。第二类是由人们试图回避困境，或回避认为存在困境时体验到的困扰情绪导致的。我将在第九章讨论如何理解和分析这类问题。

第八章

理解和分析由面对困境引发的情绪问题

概　述

在本章,我将重点讨论人们由面对困境引发的情绪问题。我把这类问题称为 A 类问题,以区别于由回避困境引发的 B 类问题。如果你的问题是 A 类问题,我将在本章帮助你理解和分析它。

介　绍

我认为,在你处理问题和制定潜在的解决方案之前,需要先理解和分析问题。共有两种方式来理解和分析指定问题,尽管我在本章中会对两种方式分别进行描述,但它们是相互关联的。第一种是你感觉最自然的方式,因为它基于你自己对相关因素的经验。第二种是基于理解情绪问题的专业方式。这种专业框架将重要的因素汇集在一起,其中既包括你所经历过的因素,也包括你未曾想到的因素。

在单次治疗(SST)中,治疗师会鼓励来访者表达自己对问题的理解,同时询问他们是否有兴趣听取治疗师对同一问题的专业理解。在着手解决问题之前，治疗师和来访者会一起工作，先对问题达成共同的理解。在本书中，我要做的是分享我对常见情绪问题（人们通常会就这些问题向治疗师或自己寻求帮助）的专业理解。在自助过程中，你可随意从这种专业理解中或多或少地获取有价值的意见。

理解 A 类问题：基于困境的情绪问题

在我讨论这类情绪问题之前，让我明确一下我所说的"困境"（adversity）是什么。

什么是"困境"？

对我来说，困境就是让你感觉难受的事情和挑战。这通常是主观的，与你对所处场景的推测密切相关。

推测

推测具有主观性，因为在相同的场景下，不同的人会对该场景挑战产生不同的看法。例如，想象一下：你在一个小组中讨论一个特定话题，组长会习惯性地询问组员对话题的看法。下面是小组中不同的人对提问场景中困境的不同推测：

- 组长会问我的意见,如果我发表意见,人们会认为我说的话很愚蠢。
- 组长会问我的意见,而我不得不说我没有意见。其他人也明显不会有。
- 组长会问我的意见,对此我会脸红。
- 因为组长认为我所说的话其他人不会感兴趣,所以不会问我。
- 如果我在小组里说了傻话,组里其他人一定会在背后嘲笑我。

关于上述与困境有关的推测,请注意以下几点:

1. 正如之前强调的,推测发生在同一场景中。
2. 每个推测都聚焦在对场景的主观看法上。
3. 因为它们并非基于手头数据,所以是推测。这些推测可能被证明是真的,也可能被证明是假的,需要根据过去和现在的证据对它们进行检验。

暂时假设推测为真。我的观点是,暂时假设推测为真,然后处理可能发生的情况,这在治疗上对你来说很重要。下面我会解释这话的意思。以这样的个体为例——他推测如果组长询问他的意见,他会脸红。如果这种情况发生(即确实脸红了),对这个人来说这显然是个困境。然而,如果没有被询问意见,那么尽管他会松一口气(因为没有被问到,所以没有脸红),但下次在类似的情况下,他还是可能会作出同样的推测(一旦被问就会脸红)。事实上,在团体中,人们常被这些推测所左右。

如果应对这种困境对个体来说是个问题（例如，在团体活动开始前和置身团体中时会感到焦虑），就需要去处理，因为这是可能发生的。对此，再次强调如下建议：

> 暂时假设困境为真，然后去处理它。

以我为例。让我举自己的例子来说明我的观点。我在童年和青少年时期，曾经有非常严重的口吃，而且在一群人面前讲话时会感到焦虑，生怕自己结巴。在文法学校就读的第二年，校长每周都要给我们上一堂演讲和口才课，结束时他会叫一个学生站在全班面前把一段文字读三遍——第一遍用自己的口音，第二遍用威尔士口音，最后一遍用苏格兰口音。班上有 35 个男生，因此，这种情况持续了 35 周。每次我都会产生强烈的焦虑。我的推测是："今天校长会叫到我，而我将在同学面前说话结巴。"事实上，我是唯一没有被叫到的学生。我的困境没有发生，但这对我一点帮助也没有。为什么呢？因为到了年底，我还是担心在一群人面前说话时会严重结巴。我想校长不叫我是因为他知道我在同学面前说话会结巴，他不想让我难堪。如果他一开始就告诉我这一点，可能会免去我几个星期的强烈焦虑——但是，这才是重要的一点，我仍然会一想到在团体面前说话结巴就感到担心。我需要的是有人引导我暂时假设会被选中并且将在全班面前说话结巴，然后帮助我应对这种困境。

　　这就是为什么我处理困境的方法是促使你学习直面困境并加以应对，而不是鼓励你期待困境不会发生或不会像你想的那么差。但是，请记住这只是我的观点，只有在你认为此方法有帮助时才使用它。

基于困境的常见情绪问题

根据我的经验，人们通常会因八类主要的情绪问题而寻求帮助。表8.1列出了常见的困境主题以及对应的困扰情绪。

表 8.1　常见情绪问题和困境主题

与个人范畴相关的常见困境主题	情　绪　问　题
·威胁	·焦虑
·丧失 ·失败 ·委屈（对自己或他人）	·抑郁
·违背道德 ·无法遵循道德 ·伤害他人	·内疚
·达不到理想目标 ·被他人负面评价	·羞耻
·在关系中付出更多 ·违背关系平等原则（被他人恶劣和不公对待）	·痛心
·违反规则 ·威胁到自尊 ·受挫	·不健康的愤怒
·他人对自己的关系有威胁 ·对此威胁不确定	·不健康的嫉妒
·别人拥有自己没有的奖励	·不健康的羡慕

表 8.1 列出了两个需要解释的名词。"个人范畴"（personal domain）指的是我们所在乎的任何人或事。这可能是一个人、一个物体或一个想法。也就是说，如果这些东西对我们越重要，那么当它们受到威胁或失去时，我们就越有可能产生问题。"常见困境主题"指的是"概括的"困境主题，而非与个人问题相关的"具体的"困境，或个人问题具体实例中的困境。因此，以我为例（见上文），我的具体困境是"在人群面前说话结巴"，而常见困境主题是对我的"威胁"。

分析你的 A 类问题

前面提到，治疗师和来访者在 SST 中会一起分析来访者提出的问题。这同时包括来访者对问题的理解和治疗师对问题的理解。我建议可将此作为基于 SST 的自助的主要形式。

运用自己的理解分析问题

在本节中，我将首先聚焦于你对指定问题的分析（见表 8.2 的第一部分）。

你在这里要做的就是用自己的话写下对目前所见问题的分析。在前面讨论的我个人的例子中，如果有人让我分析，我会说这个问题是"对在公共场合说话口吃感到焦虑"。请看一下表 8.2，你会发现它有三个部分。你现在要做的就是要在第一部分中写出对问题的分析。在阅读下面的内容之前，先做这件事。

表 8.2 根据自身理解和专业框架(在此为 REBT)分析你的问题

第一部分:根据自身理解对问题进行分析
在下面的空白处,用你自己的话写下对指定问题的理解。

第二部分:根据专业框架(在此为 REBT)进行分析

描述问题场景	
在上述场景中体验到的主要困扰情绪	
当你体验到上述困扰情绪时,你会怎么做或倾向于怎么做	
当你体验到上述困扰情绪时,你会怎么想	
确定主要的困境主题	

第三部分:对以上部分进行概括,陈述对问题的分析并在之后加以处理

79

在 REBT 框架下分析你的问题

在本节中，我将帮助你用专业框架来分析问题。在这一章，我也会讨论如何分析 A 类问题，即因遭遇困境体验到的不安情绪。然后，在下一章，我会讨论如何分析 B 类问题，即前文提到的回避困境的问题。本书的专业框架来自理性情绪行为疗法（REBT），这是认知行为疗法（CBT）的形式之一。

分析 A 类问题

如上所述，A 类问题一般指一个人对其实际遇到的或认为遇到的困境作出的不良情绪反应。因此，如果你对于批评会产生情绪问题，那么不管你是实际上被批评，或是认为自己被批评，还是预感会被批评，都会产生相应的情绪问题。记住本章前面的建议，"暂时假设困境为真"。这样做将有助于你处理它。

分析 A 类问题的专业框架

基于 REBT，可从以下五个方面来分析 A 类问题：

1. 描述问题场景。

2. 在上述场景中体验到的主要困扰情绪。

3. 当你体验到上述困扰情绪时，你会怎么做或倾向于怎么做。

4. 当你体验到上述困扰情绪时，你会怎么想。

5. 确定主要的困境主题。在上述场景中，最困扰你的是什么，即主要的困境主题。

你可以在表 8.2 的适当位置使用此五要素模式。我建议你在分析的时候，以叙述的方式将五要素放在一起（具体的例子可见本章后面的表 8.3）。下面我会逐一讨论这些部分。

描述问题场景。你需要列出与问题相关的所有场景。下面这些问题可能对你有帮助：

- 该问题发生在哪些物理环境下？
- 当你遇到问题时，通常有哪些人在场？

在上述场景中体验到的主要困扰情绪。在确定问题中的主要困扰情绪时，你可能觉得很容易，也可能会很纠结。当你试图明确主要困扰情绪时，你还可能会遇到一些困难。

- 开始时你可能会列出不止一种困扰情绪。在你觉得有问题的场景中，可能确实会同时经历几种情绪，但每种情绪或许和不同的困境相关，这让你感到困惑。你需要聚焦在一种主要情绪上，这样就会增加识别主要困境的机会。
- 当你识别出最令你感到困扰的情绪时，可能对它的描述非常模糊。你可能会说感到"糟糕""沮丧"或"不舒服"，但不清楚具体指哪种情绪，这种情况是应该避免的。准确识别主要困扰情绪会有助于你识别问题的其他组成部分，因此，如果在这方面需要帮助，你会发现前文介绍的表 8.1 很有用。该表列出了人们向自己或向专业人员寻求帮助的八种主要困扰情绪。例如，如果你把"感觉不好"确定为最困扰你的情绪,那么问问自己,表中所列的情绪中,哪一种最能说明"感觉不好"。表 8.1 还列出了常见的困境主题,这可能会帮你确定与问题有关的主要困境主题。

- 当你认为自己已经确定了主要的困扰情绪时,实际上你可能只是列出了一种推断或是对自己的态度。

  推断情绪的例子具体如"我感到被批评""我感到被拒绝"和"我感到被蒙蔽"等。因此,当你说"我感到被批评"时,指的是对另一个人的行为所作的推断,你认为这个人或正确或错误地批评了你,从而把推断当作情绪,而它显然不是。如果批评是主要困境主题,那么你要问问自己,表 8.1 中列出的八种困扰情绪中,哪一种最符合你对被批评场景的感受。

  "我觉得自己是个坏人",就是把对自己的态度当成情绪的例子。如你所见,这个陈述并不符合表 8.1 中所列的任何一种情绪。相反,它表明了你对自己的一种态度(即你认为自己是个坏人)。那么,你可以用这种态度来确定主要困扰情绪,例如,"当我认为我是一个被批评的坏人时,我的主要情绪是……",然后从表 8.1 中选择一种最接近的情绪。

当你体验到上述困扰情绪时,你会怎么做或倾向于怎么做。这里有两点需要记住: 第一,我们讨论的是伴随着困扰情绪的行为;第二,区分外显行为和行为倾向。当你觉察到行为冲动时,你有如下选择。一是因冲动而采取行动,在这种情况下,你把行为倾向转变为外显行为;二是决定不因冲动而采取行动,在这种情况下,你只具有行为倾向。这种区分是很重要的,因为改变体现为:你觉察到自己有不当行为的冲动,但选择不以这种方式而以适当方式行动。

伴随着困扰情绪的行为往往是不正常或无用的。因此,它通常:

- 妨碍建设性的目标和目的;
- 对人际关系有很大伤害;
- 对你产生短期和长期的有害结果;
- 使问题持续存在而非解决问题。

在上述场景中体验到困扰情绪时,你会怎么想。这里也有两点要记住。第一,这样的想法往往是相当扭曲且消极的。因此,当你感到焦虑时,你采用的思维方式往往会放大所面临的威胁,并削弱对自己能够应对威胁的感受。你可能认为这些想法是现实的,但事实并非如此,它们已被情绪所改变。第二,如果你试图阻止自己这样想,反而会想得更多。因此,正如我们将看到的,接纳这些想法是作出建设性改变的前提。

确定主要的困境主题。在所列困境主题中确定最令你困扰的那个。由于它会在多种场景下发生,因此具有普遍性。你可能会觉得这一困境主题很容易识别,但如果不是,我建议进行如下操作:

- 以列出的主要困扰情绪(如焦虑)为例,问自己:"在这些场景中,我觉得什么最能'引起焦虑'?"
- 以列出的主要困扰情绪(如焦虑)为例,参考表 8.1 中与这种情绪对应的困境主题(如威胁),然后问自己:"我觉得在体现威胁这一困境主题的场景中,最具威胁的是哪个?"①
- 聚焦于你所经历问题的场景,问自己:"我需要什么才能在这种场景下避免这种情绪?"和所需相反的往往就是主要的困境主题。下面我会以娜奥米的例子说明这一点。当她向老板汇报工作情况时,只要老板说了任何负面的话,她就会感到沮丧。她问自己:"在这种场景下,我需要什么才能不感到沮丧?"她的回答是:"需要明白我正竭尽所能把工作做好。"与此相反的是,"我没有把工作做得像我能做的那样好",而这就是她主要的困境主题。

娜奥米的例子

让我以第二章末尾介绍的娜奥米为例,说明如何分析 A 类问题。如果你还记得,娜奥米的指定问题是难以应对批评。使用上述理性情绪行为疗法(REBT)的专业框架,娜奥米分析了她的问题,如表 8.3 所示。

---

① 当然,这个问题只适用于主要困扰情绪是焦虑的情况。

表 8.3 娜奥米根据自身理解和专业框架对指定问题进行分析

第一部分: 根据自身理解对问题进行分析
在下面的空白处,用你自己的话写下对指定问题的理解。

> 我在处理老板对我工作的反馈时存在问题。

第二部分: 根据专业框架进行分析

描述问题场景	当我向老板汇报工作情况时,他对此说了些不好听的话。
在上述场景中体验到的主要困扰情绪	我感到很沮丧。
当你体验到上述困扰情绪时,你会怎么做或倾向于怎么做	起初,我想要向老板提出离职,但后来决定用所有的业余时间把下一个任务做到完美。
当你体验到上述困扰情绪时,你会怎么想	我永远都不能做得像我能做到的那样好。
确定主要的困境主题	我的工作做得不够好。

将上述分析以叙述形式呈现出来: 每当我向老板汇报工作情况时,他都会说一些不好听的话,我会因此认为自己做得不够好,并感到很沮丧,认为永远都不能把工作做好,想要提出离职。后来,我决定利用所有的业余时间把下一个任务做到完美。

第三部分: 对以上各部分进行概括,陈述对问题的分析并在之后加以处理

> 每当我没有发挥出自己的潜力时就会感到沮丧,所以每次老板指出做错了什么或可以做得更好时,我就会想起这一点,并把所有的时间都用来防止这种情况发生。

基于自身经验和专业框架，产生可行的分析

当你分别从自身和专业的角度分析 A 类问题后，你会得出最终的分析结果。你可以用自己的理解，也可以用专业的框架，还可以综合这两种方式得出最终的结果。无论你决定用哪种，只要运用对你有意义的方式去做就行，最终的分析结果都可用在之后的自助中。

在下一章，我会集中讨论如何理解和分析基于回避的问题。

第九章

理解和分析由回避困境引发的情绪问题

概　述

　　在本章,我会聚焦于那些由回避困境以及回避面对困境时体验到的困扰情绪导致的问题。我把这类问题称为 B 类问题,以区别于基于人们对困境反应的问题——正如我在上一章中所讨论的,我把这些问题称为 A 类问题。如果你的问题是 B 类问题,我将帮助你理解和分析它。

理解 B 类问题:回避困境或回避由困境引发的困扰情绪

　　也许处理困境的最常见方式是回避它。这样做的原因是让我们免受当下痛苦情绪的折磨。如果我们能花时间反思如何有效地处理困境,这很好。然而,如果回避成为处理问题的固化方式,这就成了问题。

　　重要的是要记住,回避并不能帮助我们应对困境,相反,它是我们在不知不觉中使问题持续存在的主要原因。我再次强调,解决问题的最好方法是面对困境并学会有效地处理它,本书也是基于此原则。

表 9.1 列出了一些常见迹象,这些迹象显示了一个人由回避困境而导致的情绪问题。如表 9.1 所示,基于不同的困境会有不同的回避策略。

表 9.1　由回避困境而导致情绪问题的迹象

与个人范畴相关的困境主题	回　避　迹　象
·威胁	·回避威胁 ·不能承担合理的风险 ·感觉生活一成不变
·丧失	·为避免随之而来的损失而远离想要的人或事物
·失败	·只做保证成功的事情 ·有一种没有完全发挥出自身潜力的感觉
·委屈(对自己或他人)	·回避坏消息
·违背道德	·不断检查自己有没有做错事 ·寻求他人保证以确定自己做得对
·伤害他人	·总关心别人好不好 ·寻求他人的保证,以确定自己没有伤害到他们的感情 ·不会坚持自己的观点 ·优先考虑他人 ·怕不被认可而不做自己想做的事
·达不到理想目标	·不能承担合理的风险 ·只做保证成功的事情
·被他人负面评价	·远离他人 ·在公众面前只表现出积极的一面 ·否认或掩盖弱点

续　表

与个人范畴相关的困境主题	回　避　迹　象
·在关系中付出更多	·不能建立深入的关系 ·怕受伤而不敢冒险 ·与人绝交
·违背关系平等原则（被他人恶劣和不公对待）	·不维护自己的权利
·违反规则	·试图说服自己侵犯行为不重要
·对自尊的威胁	·回避威胁
·受挫	·试图让自己永不受挫
·他人对自己的关系构成威胁	·回避威胁并鼓励同伴回避威胁
·对此威胁不确定	·不断寻求他人保证 ·不断检验自己的关系是否受到威胁
·别人拥有自己没有的奖励	·试图寻求平衡，让自己拥有和他人一样的东西，或破坏别人的东西 ·贬低自己羡慕的人或批评他们

基于回避的情绪问题的一般迹象

有一些迹象表明问题源自回避，无论在什么困境中这些迹象都会出现。我将在这里讨论其中的两种：拖延和物质滥用。

拖延

我们都会有拖延的时候。一旦拖延成为问题,拖延者经常会在对他们来说重要的时刻,避免处理符合他们利益的事情。拖延是一种迹象,表明你正在逃避生活中的困境。你刚开始时可能知道这个困境是什么,但如果你一直拖延,那么你已经在训练自己去逃避,可能就不再知道你的困境是什么了。当拖延成为日常表现时,你可能会因此而谴责自己。如果是这样,那么你现在有三个问题：(1) 最初的困境,如果你面对它,你会有情绪问题(即 A 类问题);(2) 你对 A 类问题中困境的习惯性回避(即 B 类问题);(3) 你对回避的自我谴责。

物质滥用

人们经常使用物质来应对困境,常用的是酒精和食物。当人们经常使用所选择的物质时,就会产生物质滥用。在我看来,物质滥用是一种回避形式,因为人们在物质没有镇静作用的情况下回避处理困境。

在讨论物质使用时,区分"意图"和"后果"是很重要的。当一个人使用某种物质来处理困境时,他们"意图"在没有情绪痛苦的情况下处理它。一个典型的例子是,有人在演讲前饮酒以平复其紧张情绪。物质使用的"后果"可能是,这个人在处理困境时确实没有经历情绪痛苦,但有其他后果。第一,正如我们已经讨论过的,这个人可能会依赖这种物质来处理困境;第二,使用该物质可能会以意想不到的方式影响其行为,例如,这个人可能会在演讲时表现得醉醺醺的;第三,他可能会使用该物质来处理其他困境;第四,他可能会因为物质滥用而产生各种健康问题;最后,他通常可能会对所选物质"成瘾",而这种"成瘾"会对工作和社会关系产生非常消极的影响。

鉴于上述后果,善意的助人者试图说服人们解决物质滥用的问题。然而,这个人的行为可能是由意图而非后果所引起的,而这才是需要解决的问题,我将在下面讨论。

在离开这个话题前,认识到"有物质滥用问题的人往往会否认他们滥用物质"这点尤为重要。他们可能还会进行自我欺骗,让自己不会被问题所左右。鉴于我在第二章中指出的,本书只适用于那些认识到自己有问题并希望加以解决的人,如果你否认自己的问题,就不太可能使用本书。为什么? 因为你不仅认为自己没有物质滥用问题,而且物质的使用(或滥用)甚至会让你认为自己没有 A 类问题。因此,如果你在演讲时用酒精来安抚自己,那么它可能在短期内奏效。如果没有作用,你也就不会使用这种物质。

简而言之,只有在以下情况中你才会使用本书:(1)你认识到你有一个 B 类问题;(2)这个 B 类问题还包括你希望解决的 A 类问题,并且你想在不使用物质的情况下加以解决。这也许很难,但你可以去做。

分析 B 类问题

概括而言,我所说的 B 类问题的主要特点是回避你遭遇的困境,即回避与困境相关的所有场景,因为一旦去面对这些场景,便会遭遇困境主题,并体验到相关的困扰情绪(即 A 类问题)。你可能希望回避困境或者相关的困扰情绪，或者两者都回避。我在上文中提到了回避会变成习惯的两个例子，即拖延和物质滥用。然而，回避会以无数不同的方式发生，如果你认为你有一个 B 类问题，那么需要确定你的主要回避形式。

在分析 B 类问题时，确定六个主要组成部分

分析 B 类问题的基础是确定六个组成部分：

1. 识别回避的主要形式。
2. 问自己在回避什么。
3. 针对回避或持续回避作利弊分析。
4. 理解可解释回避的因素。
5. 处理回避的影响因素。
6. 你的 B 类问题现在变成了 A 类问题。请参考第八章所阐述的如何处理 A 类问题的相关内容。

接下来我会逐一处理这些成分。处理 B 类问题时可以使用表9.2。

识别回避的主要形式

如果你已经确定情绪问题是以回避为特征的，那么当你处于回避模式时，要清楚自己的现状。在表9.2中，列出你回避 A 类问题的方式——在这些 A 类问题中，你会遭遇困境主题以及体验到困扰情绪。

表 9.2　处理 B 类问题

列出回避的主要形式	
你在回避什么	
列出回避或持续回避的利	
列出回避或持续回避的弊	
理解可解释回避的因素	
处理回避的影响因素	

你的 B 类问题现在变成了 A 类问题。请参考第八章所阐述的如何处理 A 类问题的相关内容。

问自己在回避什么

接下来问自己在回避什么，并将其列在表 9.2 中。正如前文所述，这是和困境相关的场景，也是面对困境时会体验到的困扰情绪。如果你对这部分感到纠结，以下问题可以帮助你。

· "要从你目前所回避的场景中拿走什么才能让你不再回避?"答案可能就是你的主要困境主题。

· "当体验到哪种情绪时，会让你持续回避你目前所回避的场景?"答案可能就是你的主要困扰情绪。

针对回避或持续回避作利弊分析

重要的是，如果你承诺处理回避这种情况，那么要对以下两种选择进行利弊分析后才能决定：是去面对一直回避的事情还是继续回避它。我在表 9.2 中会告诉你如何做到这一点。如果你真的决定选择后者，那么自助到此为止。如果决定面对，那么下一步就是了解回避背后的原因。

理解可解释回避的因素

除非你理解可以解释习惯性回避的因素，否则即使你之前已经决定要解决基于回避的问题，也还是会继续回避的。你可以通过以下三种方式来促进理解。

· 列出你自己理解的可以解释持续回避的因素。

- 考虑理性情绪行为疗法(REBT)在此能提供什么。
- 从上面两部分中总结提炼。

如何解释持续回避。根据上面的利弊分析以及对这个话题的其他思考,你自己认为哪些因素可以解释持续回避? 把这些因素写下来,现在就去处理它们。

借鉴 REBT。对于回避,REBT 主张:(1)回避不是因为场景的存在或对这些场景感到厌恶,而是你对这些场景或困境的态度。(2)同样,回避不是因为体验到了困扰情绪,而是你对这种情绪的态度。基于此,你可以问自己如下问题。

- "我对这些场景持什么态度,可以解释为何回避这些场景?"
- "我对面对困境时所体验到的困扰情绪持什么态度,可以解释为何回避这种情绪?"

在表9.3 中,基于 REBT,我列出了支持回避的四种态度,以及有助于面对而非回避的四种态度。借鉴从 REBT 中获得的理解,并将其与你针对上述问题的回答结合起来。

借鉴两种观点。和之前一样,我建议你考虑自己理解的回避的原因以及基于 REBT 的理解,然后决定采用哪种解释或者从两者中取其精华。

表9.3 导致回避困境和困扰情绪的态度和促进面对它们的态度

导致回避困境和困扰情绪的态度	促进面对困境和困扰情绪的态度
僵化的态度 ·我绝不能遇到这种困境和困扰情绪	灵活的态度 ·我不想遇到这种困境和困扰情绪,但这并不意味着我一定不能遇到它们。事实上,面对是解决情绪问题的最好方法
灾难化的态度 ·如果遇到这种困境和困扰情绪,那就是大难临头了	非灾难化的态度 ·如果遇到这种困境和困扰情绪,虽然确实不好,但不是大难临头
不适难忍的态度 ·如果遇到这种困境和困扰情绪,我就受不了	不适可忍的态度 ·遇到这种困境和困扰情绪,尽管很难受,但如果值得就可以忍受
贬低的态度 ·如果我遇到这种困境和困扰情绪就很糟糕,这代表我很糟糕/你很糟糕/生活很糟糕	无条件接纳的态度 ·如果我遇到这种困境和困扰情绪就很糟糕,这代表我会犯错/你会犯错/生活是好、坏和不好不坏的混合体

处理回避的影响因素

一旦确定了回避的影响因素,那么需要处理它们。要将这些因素逐一解决,你可问自己以下问题。

· 我要怎么做或怎么想,才有助于处理并克服回避?

· 如果我已经想出了一个解决方案,要如何采取行动?

来自 REBT 的智慧。如果你已经决定使用表 9.3 中所列的一种或多种态度来帮助你面对所回避的场景和困扰情绪,那么请制订一个如何按照健康态度采取行动的计划。此外,REBT 还建议你使用被称为"挑战适度"的原则。这项原则鼓励你面对一直逃避的事情(使用我之前讨论过的要素),但要以你目前认为具有挑战性的方式进行。它也提醒你不要对一直回避的具有压倒性的场景采取行动。

借鉴自身看法和 REBT 的智慧。明确自己在处理回避的影响因素上的看法以及 REBT 在这点上的建议之后,你可以退一步问自己:"我是要按照自己的看法还是 REBT 的建议,或者吸取两者精华并整合起来?"

你的 B 类问题现在变成了 A 类问题

如果你遵循本章所描述的过程,以及表 9.2 中所列出的步骤,那么你现在应该可以面对而非逃避问题。虽然这是重要的一步,你应该为自己所做的一切感到高兴,但还只是故事的一半。因为你现在必须要处理一直以来所回避的问题了,即 A 类问题。也就是说,不论困境是实际存在的还是想象出来的,当面对它们时,你都会因此体验到一种困扰情绪。

现在你要把这个问题视为 A 类问题来处理,可以利用上一章概括的处理此类问题的步骤。当完成这些步骤后,你就可以设定目标了,我将在下一章讨论如何设定目标。

第十章

设定目标

概　述

　　理解和分析指定问题之后,你就可以设定有关这个问题的目标。由此可见,基于 SST 的自助更加面向未来,因为你开始思考自助会带来什么好结果。在本章中,我将讨论两种不同类型的目标:问题相关目标和逐次目标。

　　当聚焦问题相关目标时——也可以看作结果目标——我将讨论三种目标类型:(1)自我设定的目标;(2)专业框架下的目标;(3)提炼上述两种类型目标的精华而整合成的新目标。"逐次目标"是指每次自助时设定的目标。当聚焦逐次目标时——也可看作过程目标——我将讨论以下几点:(1)让目标有意义;(2)让目标切合实际;(3)让目标建立在自助过程中已取得的成就上;(4)针对具体目标,选择适当水平。

设置问题相关目标

　　顾名思义,与问题有关的目标和你不再有问题的状态相关。但你可能会发现，这比看起来要复杂。

自我设定的问题相关目标

自我设定的目标是指当该目标出现时，你自己认为已经没有问题了。这是用自己的语言而非专业语言表述的。自我设定目标的主要优点是，因为使用的是自己的语言，所以其表达发自内心。你和目标的联系越紧密，就越可能实现它。

使用正向语言表述目标。当将自我设定的目标表述为"没有……"的时候有个主要的缺点。你可能还记得第八章谈到的我对于自己在公共场合说话口吃的焦虑。如果当时问我关于这个问题的目标是什么，我会说"在公共场合说话不结巴"，或者"不为在公共场合说话结巴而感到焦虑"。从这两句话中你能体会到，它们都指向"没有……"（"不结巴"或"不感到焦虑"）。因为好的目标是有恰当的状态，而不是"没有"不恰当的状态，所以"没有……"这种表述是有问题的。

在第八章中，我讨论了娜奥米的案例。在表 8.3 中，娜奥米用自己的语言表述了她的问题："我在处理老板对我工作的反馈时存在问题。"她对这个问题的自我设定目标是："我想以建设性的方式回应老板对工作的反馈。"可以看出，娜奥米的目标提出了恰当的状态（即"以建设性的方式回应"）。

专业框架下的问题相关目标

针对问题相关目标,有两种专业框架下的设定方式。第一种来自认知行为疗法(CBT),即"SMART"目标设定法;第二种是在 REBT 的基础上进行情绪问题的分析,并以此来设定目标。

使用 SMART 法设定问题相关目标

CBT 建议设定的目标应具备如下特点:具体的(Specific)、有意义的(Meaningful)、可实现的(Achievable)、现实的(Realistic)和有时效的(Time-sensitive)。从这些描述词中抽取第一个字母,我们就得到了缩写词"SMART",这样很容易记忆,它可以帮助你制定目标。如果你认为它能提高实现目标的机会,那么可以考虑使用这种方式。现在我将依次讨论每个特点。

尽可能具体地表达你的目标。娜奥米将"以建设性的方式回应老板对工作的反馈"作为问题相关目标。这个目标的困难之处在于它比较模糊。以建设性的方式回应到底是什么意思?娜奥米可能对建设性回应有自己的想法,因此她应该阐述得更清楚些。设定具体目标的重要性在于,具体的目标比模糊的目标更有可能达成。

让你的目标有意义。你想实现的目标对你来说越有意义,你就越有可能投入时间和精力,也就越有可能实现。在这一点上,你可以问自己一些好问题,比如:"实现这个目标对我有多重要?""为什么实现这个目标对我如此重要?"也就是说,你的目标与核心价值观越一致,就可能对你越有意义。因此,在制定目标时要考虑你的核心价值观。

让你的目标可实现。一个目标的可实现不仅是一般意义上的可实现,而且是你认为可实现。这个形容词往往要和时效性(将在后面讨论)一起考虑。如果你设定在一个特定时间内实现目标,那么要问自己是否能在这个时间内实现它。

让目标切合实际。有时人们会设定不现实的目标。在第八章中讨论的我个人例子中:我的问题是对在众人面前说话口吃感到焦虑,如果我将目标设定为完美而流畅地表达,那就不现实了。从那之后到现在50多年过去了,我在大众场合下说话已经变得很流利,但有时还是会结巴。将完美而流畅地表达作为目标在当时不现实,现在也一样不现实。

让目标具有时效性。这一点指的是你想用多少时间实现目标。在SST 和以 SST 为基础的自助中,时间都是一个重要因素。如果你给自己大量的时间,那么在达成目标的过程中就不会有效地利用时间。但如果你给自己的时间不够,那么你可能会因失败而感到灰心。SST 认为,你要给自己足够的时间,同时在没有太多压力的情况下坚定地去追求目标。请记住,如果你设定的时间框架不恰当,可能会让一个可实现的目标无法实现。

使用 REBT 框架设定问题相关目标

在本书中,我对 A 类问题和 B 类问题作了区分。A 类问题是针对令你困扰的场景以及这些场景中实际存在的或你认为存在的困境而出现的。相比之下,B 类问题是在你习惯性回避与困境有关的场景时发生的。我认为,处理 B 类问题会使你暴露在实际上一直回避的 A 类问题前,且不得不处理这些问题。归根结底,无论你是否一直在回避,你都需要处理 A 类问题。

在第八章中,我建议你使用 REBT 框架来处理 A 类问题。如果你还记得,它有五个组成部分。

- 描述问题场景。
- 确定主要的困境主题。
- 确定上述问题场景中的主要困扰情绪。
- 确定体验到上述困扰情绪时的行为和行动倾向。
- 确定体验到上述困扰情绪时的想法。

REBT 的目标设定框架基于一个非常重要的观点,也是你在进行自助时需要认真考虑的。这个观点是,因为你在应对基于困境的场景时存在问题,所以如果要解决该问题,就需要建设性地处理这些场景以及主要的困境主题。

由此,你需要将问题分析中前两个组成部分纳入专业的目标设定框架中。

因此,REBT 的目标设定框架有以下五个组成部分:

- 确定问题场景的类型。
- 确定主要的困境主题。

（记住，在使用 REBT 问题分析框架时，你已经确定了问题相关场景和主要的困境主题。在 REBT 的目标设定框架中，以下三个部分将与 REBT 问题分析框架有所不同。）

· 确定上述问题场景中的有益情绪反应。

· 确定体验到上述有益情绪反应时的行为和行动倾向。

· 确定体验到上述有益情绪反应时的想法。

我建议你在设定目标时使用表 10.1，因为它能明确目标设定需要聚焦在哪里。

让我逐一讨论最后三个部分。

确定主要的有益情绪。对困境的有益情绪是什么意思？首先，让我重申困境的定义，它是一个负性事件。因此，你会对这个负性事件产生负性的情绪反应。REBT 区分了不健康的负性情绪和健康的负性情绪。不健康的负性情绪在感觉上是消极的，在效果上是不健康的。在本书中，我把它称为困扰情绪，它是指定问题的情绪成分。

相比之下，健康的负性情绪虽然在感觉上也是负面的，但效果上是健康的。在本书中，我把它称为有益的（constructive）情绪，从 REBT 的角度来看，它是问题相关目标的情绪部分。表 10.2 列出了在应对常见的困境主题时的困扰情绪以及可替代的有益情绪。

使用表 10.1，再次梳理你的问题：（1）你遇到问题的场景；（2）最困扰你的困境主题；（3）针对困境的主要困扰情绪，之后你应该写下针对同一困境的有益情绪。从 REBT 的角度来看，这将是你的情绪目标。

表 10.1 基于 REBT 的目标设定

确定出现问题的场景：	
确定主要的困境主题：	
困扰反应（问题）	有益反应（目标）
确定上述问题场景中主要的困扰情绪：	确定上述问题场景中主要的有益情绪：
确定体验到上述困扰情绪时的行为或行动倾向：	确定体验到上述有益情绪时的行为或行动倾向：
确定体验到上述困扰情绪时的想法：	确定体验到上述有益情绪时的想法：

版权：Windy Dryden（2021），*Help Yourself with Single-Session Therapy*，Routledge.

表 10.2　REBT 对困扰情绪和替代性的有益情绪的观点

与个人范畴相关的困境主题	困 扰 情 绪	有 益 情 绪
·威胁	·焦虑	·关注
·丧失 ·失败 ·委屈(对自己或他人)	·抑郁	·伤心
·违背道德 ·无法遵守道德 ·伤害他人	·内疚	·遗憾
·达不到理想目标 ·被他人负面评价	·羞耻	·失望
·在关系中付出更多 ·违背关系平等原则(被他人恶劣和不公对待)	·痛心	·难过
·违反规则 ·威胁到自尊 ·受挫	·不健康的愤怒	·健康的愤怒
·他人对自己的关系有威胁 ·对此威胁不确定	·不健康的妒忌	·健康的妒忌
·别人拥有自己没有的奖励	·不健康的羡慕	·健康的羡慕

确定体验到上述有益情绪时的行为和行动倾向。 设定情绪目标后，应该再设定行为目标。

再次使用表 10.1，在梳理完你遇到困扰情绪时的行为或行动倾向后,写出如果体验到有益情绪,你将如何行动或倾向于如何行动。

伴随有益情绪的行为,往往在以下几个方面具有功能性或建设性:

- 促进而非干扰建设性的目标和目的。
- 在很大程度上对关系有益而非有害。
- 对你产生长期的好处。
- 帮你解决问题而非使问题持续存在。

确定如果你体验到上述有益情绪,你会如何思考。这样的思考往往是现实的,而不是扭曲和偏负向的。例如,当你关注事情本身而不是关注对事情的焦虑时,你往往会现实地评价所面临威胁的本质和自身应对威胁的能力。

娜奥米的例子

让我用娜奥米的例子来说明怎样为 A 类问题设定目标,我在第二章末尾简单介绍了娜奥米的情况,并在第八章中进行了讨论。如果你还记得,娜奥米提出的问题是在处理批评方面存在困难。运用理性情绪行为疗法(REBT)框架,娜奥米设定了她的目标,如表 10.3 所示。这个表格也可提醒你,你的问题是什么。

表 10.3　基于 REBT 的目标设定：娜奥米的案例

确定出现问题的场景： **被老板批评**	
确定主要的困境主题： **做得不够好（失败）**	
困扰反应 （问题）	有益反应 （目标）
确定上述问题场景中主要的困扰情绪： **抑郁**	确定上述问题场景中主要的有益情绪： **伤心**
确定体验到上述困扰情绪时的行为或行动倾向： **要么放弃，要么用所有的空闲时间把工作做到完美**	确定体验到上述有益情绪时的行为或行动倾向： **坚持做事的同时也确保有空闲时间进行非工作的活动**
确定体验到上述困扰情绪时的想法： **我永远都做不好**	确定体验到上述有益情绪时的想法： **明白自己可以发挥潜力，但不必做到完美**

整合自我理解和专业框架设定目标

你现在既已经从自己的角度设定了目标，也运用 REBT 的框架设定了目标。你的最终任务是从这两组目标中取其精华，整合为一个目标,然后努力去达成。当然你也可以不必如此,只采取自己的目标或者专业框架下的目标,选择权在你。重要的是,你能比较容易地遵循这个目标,并致力于实现它。

设定逐次目标

在处理好问题相关目标后,我将在本节把注意转移到逐次目标上。SST 的一个特点是,它倾向于把治疗过程当作一个个独立的事件,尤其当治疗师和来访者都约定只见一次面时更是如此。在这种情况下,治疗师和来访者讨论他们想从这次治疗中获得什么才会觉得有意义。每次治疗的目标与治疗结束的目标(例如,"你想在治疗结束时实现什么?")是很不一样的。与问题有关的目标比逐次目标更接近于治疗最终目标。虽然可能有多次自助,但我还是建议你为每一次自助设定一个目标,以便能最有效地利用每次自助。此外,逐次目标可被视为问题相关目标的跳板。通过这种方式,你将能够看到你的努力取得了哪些进展。

设定逐次目标时需要考虑的问题

在上节讨论设定目标时,我总结了一些需要考虑的因素。这些因素都基于一个前提,即"你可能不会在第一次,也是唯一一次自助结束时实现目标"。再次重申,这本书是关于如何在单次治疗框架下进行自助的,它并不是一本关于单次治疗的书。那么,在设定逐次目标时要考虑什么呢?

让你的逐次目标有意义

有许多问题或表述可以用来帮助你设定有意义的逐次目标。你可能会注意到一些问题或说法很有帮助。此外,下面的问题也可能会启发你提出属于自己的更有意义的问题。

- 在每次自助结束时,我想达到什么目标?
- 如果在每次结束时我获得了____(填空),就会促使我继续向前。
- 在每次结束时达成什么目标,会让我认为这次自助是值得的?
- 在每次结束时获得什么成果,会让我觉得已经有重大进步?

确定现实的逐次目标

SST 的一个观点是,如果来访者和治疗师对每次治疗中所能取得的成果都有现实的期望,那么来访者就更有可能从单次治疗中获得有意义的东西。需要说明的是,如果我们先考虑什么是不现实的,就会更容易理解什么是现实的。在 SST 中,不现实的目标是指在每次结束时有根本性的改变或者是微不足道的改变。因此,现实的目标是在这两极间变动的。这些目标会给你带来成功的渴望,也可能会让你感到紧张,但却在你的能力范围之内。

把目标建立在"已完成"的基础上

虽然一次治疗就能带来变化,但通常情况下需要一段时间,自助也大体如此。因此,逐次目标最好可以彼此关联。本次目标设定最好和达成上次目标的过程相关。考虑到变化并不总是线性的,一种可行的方式是,将逐次目标聚焦在没有取得像上次目标一样进展的原因上。

适当选择逐次目标的具体进度

相比最终目标,逐次目标的具体进度相对更灵活。具体而言,逐次目标的进度包括以下几点:

- 确定有助于实现最终目标的优势和资源。
- 从专业角度①理解问题。
- 提出一系列解决方案。
- 制订实施解决方案的行动计划。
- 确定实施行动计划的潜在障碍和相应处理措施。

如上所示,逐次目标比最终目标更易操作,与问题的相关性更弱一些。

在下一章,我将讨论如何分析和处理指定问题,并寻找达成最终目标的方案。下一章的重点将是帮助你选择最有效的解决方案,在此过程中,我们鼓励你利用自身的优势和现有的外部资源。

---

① 在本书中,我建议你采取理性情绪行为疗法的视角,并使用这个专业框架中对你可能有用的内容。当然,还有其他你可能会觉得有用的专业框架。

第十一章

寻找解决方案

概 述

　　自助的核心是处理问题。这里重要的一环是从几个解决方案中选择一个可以实施并有助于实现问题相关目标的方案。在本章中，我将首先帮你从自身角度列出几个可能的解决方案，并从中选择一个最可能解决问题的方案。然后，我将提出 REBT 视角下的有效方案供你选择并执行。你可以选择你自己的方案，也可以选择基于 REBT 的，或者是基于两种方式整合而成的方案。无论你选择哪种，重要的是要进行预演，看看是否可行，并在此基础上对所选方案进行适当修正。

聚焦于解决方案

　　在 SST 中，治疗师会采取两种方法。第一种方法是治疗师和来访者共同分析问题，然后共同选择解决该问题的最佳方案。我称这种方法为

"基于问题的以解决方案为中心的方法"。① 第二种方法是治疗师和来访者绕过问题，专注于解决方案。这就是所谓的"以解决方案为中心的方法"。

什么是解决方案（solution）

你会注意到，"基于问题的以解决方案为中心的方法"和"以解决方案为中心的方法"有一个共同点，即它们都聚焦于"解决方案"。那么"解决方案"这个词是什么意思呢？在我看来，解决方案是一种手段，通过它，你可以让问题不再成为问题，并有效地处理你的困境主题。它还能帮助你实现目标，或为实现目标迈出重要一步。可形象地表述如下：

問題 ──────→ 解決方案 ──────→ 目标

确定和评估以往的尝试

你很可能曾经尝试过如何解决该问题，因此要确定之前用过什么方法。

列出曾经做过的种种尝试，并评估其效果。这一策略来自 SST，它鼓励来访者和治疗师在所做努力的基础上进行治疗，而不是一切从零开始。

---

① 本书是"基于问题的以解决方案为中心的方法"的一个例子。

在以 SST 为基础的自助中,识别和评估之前的尝试有两个目的。第一,使你能够从这些尝试中找出对你有帮助的东西,并将其用于制定解决方案。第二,可以让你识别出无效的尝试,避免在今后使用它们。你可能会发现使用表 11.1 来做这件事是有帮助的。

在本书中,我建议你先考虑自己对问题的看法,然后再考虑像理性情绪行为疗法(REBT)这样的专业框架对问题的看法。这样你就更清楚是选择其一还是整合两者。建议你按照以下顺序进行:(1)聚焦自己的角度;(2)聚焦专业的角度;(3)从两者中吸取精华,或者选择其一。我认为这个顺序很重要,因为它使你也能够关注自己的看法,而不会受到专业框架的过度影响。在为指定问题制定潜在的解决方案[①]时,情况尤其如此。

从问题到目标:从自身角度制定和评估解决方案

如上所述,我将首先帮助你从自身角度制定和评估潜在的解决方案。

列出所有可能的解决方案

为了帮助你从自身角度制定一份潜在的解决方案清单,我建议你使用 REBT 提供的问题和目标框架(见表 11.2)。这个表格复制了表 10.1,

---

① 但其实只要对你有意义,任何顺序都可以。

表 11.1　列出曾经为处理问题做过的尝试及其结果

列出问题	列出过去所做的尝试	列出尝试后的结果

表 11.2 基于问题和相关目标设定的分析列出潜在的解决方案

问题发生的场景：		
主要的困境主题：		
问　　题	潜在的解决方案（可能的处理问题和达成目标的方式）	目　　标
困扰情绪：		有益情绪：
伴随困扰情绪的行为（或行动倾向）：		伴随有益情绪的行为（或行动倾向）：
伴随困扰情绪的想法：		伴随有益情绪的想法：

版权：Windy Dryden (2021), *Help Yourself with Single-Session Therapy*, Routledge.

但增加了一个重要的栏目——在这个栏目下列出问题的可能解决方案。基于表11.2,你需要做以下事情:

- 第一,再次列出你遇到的问题场景。
- 第二,再次列出主要的困境主题,解释为什么这些场景会对你造成困扰。
- 第三,在左边"问题"一栏中,列出你体验到的主要困扰情绪,以及伴随这些情绪的行为(或行动倾向)和想法。
- 第四,在右边"目标"一栏中,列出如果要实现目标,在与困境有关的场景下会经历的主要有益情绪,以及你在感受到这些情绪时将如何行动和思考。重要的是要记住,你的目标最好是在实际存在困境或你认为存在困境的情况下如何做出有益的反应。

如上所述,到目前为止,表11.2和表10.1中所列的情况是一样的。下一步则是不同的,也是更为重要的。

- 在中间"潜在的解决方案"一栏中写下可能的解决方案。这些解决方案都在你可控范围内,能帮你处理困境相关的问题场景,让问题不再是问题。或者说,可能的解决方案理论上可以达成与问题有关的目标。

在填写本栏的时候,你可能要考虑利用以下几方面内容:(1)曾经尝试解决问题的有效成分;(2)之前列出的自身优势——回顾这些优势可能会提示解决问题的方法;(3)之前确定的外部资源,特别是可能帮助和支持你解决问题的人。此外,还要考虑以前尝试中无效的部分,并确保这些内容不在此栏中。

评估每个潜在方案

一旦列出了能想到的所有解决方案后,评估每一个方案是重要一步。你要找到一个最可能实现目标的方案。表11.3可用于方案的评估。

当然,当你评估每个方案时会有自己的标准。然而,你可能会发现以下标准也不错:

有效性。解决方案的核心就是有效。因此,当你对潜在方案清单进行思考时,先问自己:"在清单中,哪个方案最有可能帮我实现目标?"

可行性。但是,最有效的方案并不意味着它就是你的选择,因为还有其他需要考虑的因素。

我的导师,阿尔伯特·埃利斯博士,即理性情绪行为疗法的创始人,曾调侃说,他已经发明了助人戒烟的最佳方案,但没有人会使用它。这个方案就是:戒烟的人应该在每次点烟的时候把点燃的烟头放进嘴里!因此,选择可行的解决方案,也就意味着你会用它。

对于方案的可行性,可问自己这样一个问题:"我可以把它结合到生活中吗?"例如,如果你决定通过每周去健身房锻炼五天来提升身体素质,那么住在健身房附近比住在离健身房很远的地方更有可能使用这个方案。因此,除非你能将该方案与生活实际结合起来,否则建议你不要选择它。

　　与优势的关系。在评估潜在的解决方案时,思考一下它是否可以利用之前确定的某些优势。在我看来,如果你能在该方案场景下利用一些关键优势,就更有可能实施这个方案并坚持使用。

　　得到他人支持的可能。如果你在实施方案过程中重视他人的支持,那么你可能会想一想在列出的方案中,哪些可能会得到这些人的支持。

　　潜在的障碍。在评估方案时,考虑实施该方案的潜在障碍是有必要的。如果你想不出处理障碍的方法,最好三思而后行。

选择一个解决方案

　　列出潜在方案并加以评估后,你现在可以根据个人观点,或者上面介绍和讨论的标准,选择你认为最好的一个。在表 11.3 的底部有一个空格,可以填入你选择的解决方案。

　　SST 治疗师会鼓励来访者预演他们所选择的解决方案,看看方案和实施感受是否良好。一种方法是在现实生活中,在相对没有挑战的情况下,尝试你选择的方案,体验实施时的"感受"而不是为了解决问题。请在这里牢记一个重要观点,即你可能会在实施时感到不舒服。原因是你不习惯这样做。也就是说,它有违习惯,任何有违习惯的事情做起来都会让人感觉不舒服。因此,在接受"尝试新方案都会感到不舒服"这一现实的同时,你的目标是判断是否能够看到自己根据行动计划来实施方案的样子,我将在下一章讨论这个问题。通过这样的操作,你可能仍然希望以某种方式"调整"该方案。表 11.3 中有一处空白,供你填写调整后的解决方案。

表 11.3　评估潜在的解决方案

潜在的解决方案	评　　估
1.	•
2.	•
3.	•
4.	•
5.	•

基于上述评估，我选择以下解决方案：

对方案进行预演，需要时可以进行调整，然后把调整后的版本写在这里：

版权：Windy Dryden（2021），*Help Yourself with Single-Session Therapy*，Routledge.

　　另一种判断所选方案是否符合"感受"的方法是通过想象。这样做会让你感觉没那么不舒服——因为对一个新方案进行行为预演往往比进行想象预演产生更多不适——但这会让你判断自己是否能将方案付诸实践。如果预演让你否定该方案，那么需要回到之前的方案列表中，选择下一个最可行、最有效的方案，仍按上述方法进行演练。现在，如果你能想象自己执行方案（不管是最初的方案还是调整过的）时的样子，那么你可以进一步考虑 REBT 对寻找问题解决方案有何帮助了。

从问题到目标：专业角度的可能方案

　　你从自身角度选择一个方案后，也可能希望从专业的角度，比如理性情绪行为疗法（REBT），思考一下能有什么潜在方案。在本节中，我将概述 REBT 关于什么是问题以及什么是问题解决方案的观点，如表11.4 所示。

　　从表 11.4 中你会看到第十章中介绍的材料，这涵盖了问题及与其有关的目标。

　　从 REBT 的角度看，你的指定问题是在困境实际存在或被认为存在的场景下体验到的。问题以困扰情绪为特征，当你体验到它时，会以极度扭曲的方式进行思考，并以不正常的方式行动（或倾向行动）。关于与问题有关的目标，REBT 认为，你要发展一套有益的情绪、行为和想法，以应对有问题的困境。

　　表 11.4 还包含了其他一些重要信息，详细说明了 REBT 的观点，即关于态度在决定问题和相关目标方面所起的作用。考虑到态度与当下

表 11.4　REBT 关于问题及相关目标设定的态度分析

问题发生的场景：	
主要的困境主题：	
僵化和极端的态度	灵活和非极端的态度
·僵化的态度（有必须的偏好）	·灵活的态度（没有必须的偏好）
·灾难化的态度（可怕的糟糕）	·非灾难化的态度（非灾难化的糟糕）
·不适难忍的态度（纠结且不能容忍）	·不适可忍的态度（纠结但能容忍）
·贬低的态度（情况不利，加上"我/你/生活都不好"）	·无条件接纳的态度（情况不利，加上我/你/生活是复杂的/会出差错的）
困扰反应（问题）	有益反应（目标）
·情绪：	·情绪：
·行为：	·行为：
·想法：	·想法：

版权：Windy Dryden（2021），*Help Yourself with Single-Session Therapy*，Routledge.

所聚焦的解决方案高度相关,表 11.4 让你列出可以解决问题的态度。如果你的行为和思维方式与所需态度相一致,你就更容易解决问题。下面是对这些要点的详细阐述。

态度在问题和相关目标中的作用

正如前文所提到的,REBT 属于心理咨询和治疗中认知行为疗法中的一种。这意味着,在考虑对困境的反应以及改变思维和行为以有效地应对该困境时,它将聚焦于思维(认知)和行为。REBT 在这一点上对 CBT 的独特贡献是:人们对困境的反应(情绪、行为和认知)取决于人们对困境的态度。表 11.4 中对此有所描述,现在我将逐一讨论。

态度在问题中的作用。 REBT 认为,当你对困境的反应有问题时,可能表明你对困境抱有僵化和极端的态度。让我依次阐述这些态度。

僵化的态度。僵化的态度有两个部分:(1) 偏好(preference),即你希望困境不存在;(2) 要求(demand),即你要求它一定不存在。

灾难化的态度。灾难化的态度有两个部分:(1) 不利的(badness)部分,即你认为困境是对自己不利的;(2) 灾难化(awfulising)的部分,即你进一步认为它是可怕的。

不适难忍的态度。不适难忍的态度有两个部分:(1) 挣扎/纠结(struggle),即你发现自己很难容忍不适;(2) 不容忍(intolerance)的态度,即你发现你不能容忍这种不适。

贬低的态度。贬低的态度指向自我、他人或生活。它有两个部分:(1) 对自我、他人或生活某部分的负面评价;(2) 对自我、他人或生活的贬低,即对自我、他人或生活全面的负性贬低。

态度在问题相关目标中的作用。 REBT 认为,如果你可以保持一种灵活的和非极端的态度,就能良好地应对困境。让我再次概述这些内容。

灵活的态度。灵活的态度包括两个部分:(1)偏好,即你希望困境不存在;(2)非必须(non-demand)的部分,即你认识到不一定非要这样。

非灾难化的态度。非灾难化的态度有两个部分:(1)"不利"的部分,即你认为困境对自己是不利的;(2)非灾难化的部分,即你认识到困境即使对自己不利,但并不特别可怕。

不适可忍的态度。不适可忍的态度有五个部分:(1)纠结部分,你发现很难忍受正在经历的不适;(2)忍受态度,你发现不适可以忍受;(3)"值得"部分,你认为这种不适是值得忍受的(如果它是一种不适);(4)意愿部分,你有承诺忍受这种不适的意愿;(5)承诺部分,你对自己承诺要这样做。

无条件接纳的态度。无条件接纳的态度也指向自我、他人或生活。它有两个部分:(1)对自我、他人或生活某部分的负面评价;(2)对自我、他人或生活的无条件接纳,即接纳自我、他人或生活,因为它们太复杂,由许多正面和负面的特征组成,所以不应一概而论。

对困境秉持灵活和非极端的态度是明智的应对方式,这些态度的发展以及伴随的行为和想法被视为实现目标的解决方案。

从问题到目标:形成自身和专业的解决方案

从自身和专业角度制定解决方案后,你可以做接下来的事了(见表 11.5)。

表 11.5 从问题到目标：从自身和专业角度制定的解决方案

解决方案	
自身的	
专业的	
整合的	

版权：Windy Dryden（2021），*Help Yourself with Single-Session Therapy*，Routledge.

· 按照从自身角度制定的解决方案执行。

· 按照从专业(REBT)角度制定的解决方案执行。

· 按照从自身和专业整合角度制定的解决方案执行。

整合自身和专业的解决方案

在本章最后,我将重点说明一下自身和专业解决方案的整合。在这种情况下,你需要考虑两种方案并从每种方案中提取你认为最好的部分,然后把它们放在一起或整合起来。你可能需要调整一些要素以确保不同的方案可以很好地结合起来,最后在表 11.5 中的空白处写下你的整合方案。

一旦你选好了想要实施的方案但还未实施的话,建议对选择的方案进行预演,看看方案和实施它的感受之间是否契合良好。我在本章前面已经阐述了如何做到这一点。

在下一章中,我将讨论如何制订行动计划来实施所选择的解决方案。

第十二章
制订并实施行动计划

概　述

在本章中,我将讨论制订行动计划时需要考虑哪些步骤。

此外,我会讨论与实施本身有关的部分。如前所述,我的观点是,为了有效自助,你需要直面主要的困境主题,这些主题解释了你感到所处的场景有问题以及自助的原因。在实施所选方案时需要理性对待,我将在此前提下讨论"挑战适度"的概念。

设计行动计划

行动计划是一个大致的方案,概括了你要采取怎样的行动以达成目标。这涉及你要去面对主要困境主题出现的场景,从中体验到有益的情绪,并做出相应的行动和思考。

行动计划的组成

一个行动计划由下面几个部分组成：

- 你认为有问题的**场景**和你希望面对的**场景**。
- 面对每个场景的**顺序**。
- 面对每个场景的**时间表**。
- 在实施中可随时**调整**的解决方案。
- **反馈**，用于评估实施体验并基于体验进行调整。
- 明确的**标志**（*signposts*），用于确定你是否在实现目标的路上。
- 一份关于**自身优势和其他资源**的列表，你可以利用这些资源努力达成每个阶段性目标和最终目标。
- 一份关于**潜在障碍**的列表以及处理这些障碍的方式——可能在达成阶段性目标和最终目标时会遇到这些障碍。

整合行动计划到日常生活中的重要性

在设计行动计划时，你要确保它能融入你的生活，并留出足够的时间来实施。如果你制订了一个计划，却没有时间去实施，那自助最终就会失败。这是一个重要观点，建议你在设计行动计划时切记。最好制订一个符合你时间投入情况的计划，而不要强迫自己挤出时间来实施计划。

列出问题场景

困境主题解释了你为何觉得某些场景是有问题的。然而,要想应对困境,你须面对那些体现困境的场景。因此,要整理出一份全面的场景清单。

给即将面对的场景排序

列出了问题场景清单后,首先要排除无须面对的场景,然后对余下的场景按照面对的先后顺序进行排列。重要的是,这个顺序的安排要对你有意义。专业治疗文献建议使用等级方式进行排序,即对各种场景按照从易到难的顺序排列。我的建议是,选择一个对你来说有挑战性但不是压倒性的场景。做这样的判断需要对自己诚实。你要想改变,需要一种挑战感。面对与困境有关的场景都是困难的,如果你觉得可以轻易做到,那么你没有充分面对这个困境。但是也要避免做一些任何时候都显得难以承受的事情,否则你会变得灰心丧气,并可能因受到某些诱惑而完全放弃。当不断进步的时候,你会发现以前觉得难以承受的事情只是一个挑战,你是可以面对的。然而,无论你选择哪种顺序,都要符合生活的实际情况并且体现什么与你最相关。

需要记得,当你面临困境相关场景时,要先假设它可能会发生。它实际是否发生并不重要,真正重要的是在假定发生的情况下实施方案。

创建时间表

一旦你对所列场景完成排序，下一步就是创建一份时间表，这有助于你安排"时间"。如果你有这样的时间表，它就可以提醒你采取行动，也可以作为框架来帮助你决定是否采取行动、何时采取行动以及为何不采取行动。当然，"不采取行动"就是常说的拖延，它是实施行动的主要障碍。我将在下面讨论实施行动中的障碍。

我想再次强调，创建一份现实的时间表并且愿意按时间表执行是十分重要的。

列出选择方案和它的替代方案

尽管你早就选定解决方案，并做了书面记录，然而在制订行动计划时，建议你还是把方案写出来，然后在每次准备面对困境相关场景时，根据具体场景对方案进行适当调整。因此，方案可能给出的是有效应对一般困境相关场景的方法，而当面临特定场景时，则要对一般方案进行修改，使其符合特殊性，这是非常有用的。例如，你的一般方案可能包括对被批评采取灵活的、非极端的态度，而当在特定情境下被某个特定的人批评时，具体方案就要描述这种态度的具体表现方式。

将反馈纳入行动计划

当你开始实施行动计划时,在计划中有所学习是十分必要的。因此,建议你在每次实施方案后进行自我反馈,并将反馈纳入行动计划的时间表中。

设立改善的标志

制订行动计划的另一个重要部分是设立改善的标志。衡量方案效果的唯一方法是参考指定问题和相关目标。你可以问自己,什么结果可以让自己知道有所进步或正向目标前进。对此,你可能要具体说明怎么样才算有 25%、50% 和 75% 的改进,或 25%、50% 和 75% 的进展。

你可能也会发现,在确定指定问题和相关目标方面可以使用"频率、强度和持续时间"等标准。就问题而言,如果你发现问题的频率比以前低,强度比以前小,持续时间比以前短,就可以认为取得了进展。同样,就目标而言,如果你发现目标结果出现的频率比以前高,强度比以前大,持续时间比以前长,就可以认为取得了进步。

列出你的优势并将其纳入行动计划

我在第四章中曾提到,单次治疗的治疗师建议来访者确定自己的优势,并在治疗中运用这些优势。这在制订行动计划时也适用。列出你的优势后,在制订行动计划时可考虑如何使用它们,这么做也是为了在实施计划时提醒你去使用它们。

列出外部资源并将其纳入行动计划

我在第四章中还提到,单次治疗的治疗师建议来访者发掘外部资源,并在治疗中运用这些资源。同样,这在制订行动计划时也适用。这些资源可能是你认识的人提供的,也可能是你不认识的助人机构所提供的。如果你清楚哪些人可以提供什么样的帮助,那是很有用的。

确定潜在的障碍和相应的处理方法

当你开始实施行动计划时,很可能会遇到障碍。虽然遇到障碍去解决很重要,但事先确定潜在的障碍并找到处理办法也有很多好处(见第十三章)。

实施行动计划

行动计划就像一张路线图,为你提供了一个总体方向,即你需要做什么来完成计划并努力实现目标(即解决方案),以及你需要何时何地实施方案。这可以被看成是一种聚焦。当实施方案时,你可以一步一步地做,让聚焦更具体。

一旦制订了行动计划,你就可以准备实施了,包括以下步骤:

1. 清楚自己将面临什么样的场景,即聚焦困境,并暂时假设它会发生。

2. 将事先制定的解决方案转换成针对具体场景的版本。

3. 确定方案实施时自身可能会使用的某些优势。

4. 决定在方案实施时,是否使用外部资源。

5. 在正式实施前,如果认为有帮助,可先在脑中预演。把场景清楚地存在大脑里,尤其要聚焦在处于问题核心的困境上。想象自己将解决方案付诸实施,但不要想象自己在做这件事时很得心应手。想象自己在实施过程中很挣扎,但还是会坚持。

6. 在实施方案时,即使可能会体验到困扰情绪,也要坚持,这些情绪也是问题之一。此外,即使很可能会感到不适,也要坚持。改变往往是不舒服的。请牢记这一点并继续前进。

7. 在你进入与困境有关的场景之前,建议你花些时间让自己采取应有的心态来实施解决方案。

8. 单次治疗的治疗师鼓励来访者对治疗过程进行反思,并将从治疗中学到的东西带走。同样,当你实施方案后,也建议你反思一下这个过程。这些反思包括确定实施中遇到的任何障碍,并在下次方案实施前提出一个处理障碍的计划;还包括你从这一过程中学到了什么,并把所学到的东西带到下一次的方案实施中。

9. 定期回顾进展,并适时地对行动计划的任何相关方面进行调整。

在下一章中，我将详细讨论在本章和前几章中提到的一个话题，即识别和处理改变中的障碍。因为如果你不能有效地处理这些障碍，改变将无法保持，也无法实现目标。

第十三章

确定和处理改变中的障碍

概 述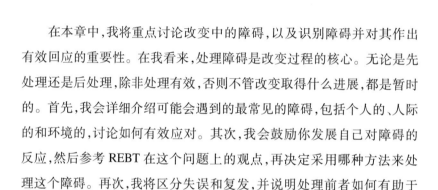

在本章中,我将重点讨论改变中的障碍,以及识别障碍并对其作出有效回应的重要性。在我看来,处理障碍是改变过程的核心。无论是先处理还是后处理,除非处理有效,否则不管改变取得什么进展,都是暂时的。首先,我会详细介绍可能会遇到的最常见的障碍,包括个人的、人际的和环境的,讨论如何有效应对。其次,我会鼓励你发展自己对障碍的反应,然后参考 REBT 在这个问题上的观点,再决定采用哪种方法来处理这个障碍。再次,我将区分失误和复发,并说明处理前者如何有助于防止后者的发生。最后,我会讨论易感性的问题,以及对其如何处理,以使你保持甚至强化改变的效果。

障碍的本质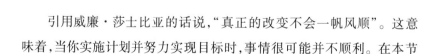

引用威廉·莎士比亚的话说,"真正的改变不会一帆风顺"。这意味着,当你实施计划并努力实现目标时,事情很可能并不顺利。在本节中,我将讨论你可能遇到的障碍类型：（1）个人的障碍；（2）人际的障碍；（3）环境的障碍。

个人的障碍

正如标题所示,个人的障碍来自你的内心。虽然我在此主要聚焦在你"能做什么"的障碍上,但你也会遇到"不能做什么"的障碍。对于后者,所能做的就是尽可能绕过这些障碍。

"能做什么"的个人障碍

我将首先聚焦于"能做什么"的个人障碍。在我看来,这种障碍有三种类型：与自尊有关、与不适有关和与冲突有关。

与自尊有关。这类障碍涉及你对自己的负面评价,其作用是阻止你使用所选方案去实现目标。例如,假设你已经决定要实施某个方案,并认为它会帮你更有建设性地处理批评。如果你认为不能让方案发挥作用,你就是一个失败者,那么将导致你不会将方案付诸实施。虽然这可以让你避免认定自己是个失败者,但也会妨碍你通过实施方案来建设性地处理批评。

与不适相关。这类障碍涉及你准备容忍的不适程度,以及你认为在采取行动之前需要具备的条件。一般来说,它们和自尊无关。例如,如果你决定实施方案,而你在实施过程中变得非常不舒服,那么,一旦通过终止来立即阻止不适感受的话,障碍就产生了。一个主要与不适有关的障碍就是拖延。虽然你可能也会通过拖延来消除对自尊的威胁,但人们更倾向于拖延的主要原因是：他们想保持行动前已存在的某些状态（例如，控制感、确信行动会成功、感到自信、知道自己在做什么）。在本章后面你会看到，拖延背后的驱动力是一个人对已有舒适状态的僵化态度。

与冲突相关。这类障碍是指如果执行计划，你会感受到冲突。例如，如果你决定实施能让你有效处理他人不认可的方案，这样可能会和你的价值观发生冲突，即对别人说"不"是不好的。如果你放弃该方案以解决这个冲突，这就成了障碍。与冲突有关障碍的核心是，通过放弃实施所选方案来解决冲突。

"不能做什么"的个人障碍

虽然对于遇到的大多数障碍你都可以做点什么，但有些是你无能为力的。这时候你所能做的就是接纳它，如果可以的话，想办法绕过它。疾病就是这样一个例子。如果你生病了，困在家里，那么除了努力康复之外也没有什么办法。在康复之前，如果实施方案需要离开家，你就无法实施。如果你的状态还行，可以在脑海中预演，这可能是一个绕过障碍的好方法。当暂时不能直接面对困境相关的场景时，你可能需要等到有所变化后再针对障碍做点什么。

人际的障碍

如你所料，人际障碍的来源是另一个人或一群人。虽然在这里要把焦点放在你可以影响的人际障碍上，但你仍然会遇到无能为力的障碍。和之前一样，对于后者，你所能做的就是尽可能地绕过它们。

"能做什么"的人际障碍

人际障碍的出现和另一个人有关,不论在现实里还是在头脑中,它都会阻止你实施计划。当你第一次遇到它时,你不知道是否能做些什么。因此,我建议你先假设可以做些什么,直到找到其他方法。

处理人际的障碍,包括认识到要改变你和对方的相处方式,有意识地引发对方不同的反应,从而消除障碍。这可能意味着改变你对对方的行为方式或交谈方式,或者同时改变两者。你可能需要尝试不同的行为和交谈方式,然后才能引起有成效的改变,或得出你对此无能为力的结论。

"不能做什么"的人际障碍

一旦发现自己对实施计划的人际障碍无能为力,那么你可以做两件事。第一,离开相关的人或群体,在他们不在场的地方实施计划,从而绕过障碍。第二,你要问自己,即使障碍存在,是否有办法实施计划。如果改变对障碍的态度,是不是它就不再是障碍了? 如果可以,你认为哪种态度会帮你做到这一点,以及需要什么才能形成这种态度?

环境的障碍

阻碍计划实施的环境障碍存在于非人际环境中。根据我已经讨论过的内容,环境的障碍可以通过以下方式处理:

- 改变环境中构成障碍的部分，使其不存在。
- 如果你不能改变这个障碍，那么改变你对它的态度，然后尽可能地绕过它。这样的话，即使它存在，你仍然可以实施计划，但方式上可能需要调整。

有效处理改变中的障碍

在此需要提醒的是，我所说的障碍是指在你决定面对与困境有关的场景时，导致你无法执行解决方案的障碍。了解什么是障碍以及它属于哪一类是一回事，有效地处理它是另一回事。我在之前提到，在障碍出现之前识别它并加以处理，比在障碍出现之后再处理它会更好一些。然而，无论它何时发生，重要的是要有效地应对。

在我看来，单次治疗应该被看成是来访者和治疗师双方共同努力的过程。因此，本节将讨论你自身对障碍的应对和 REBT 处理该问题的建议，以及根据这两者中的任何一种或两者的结合来选择最终应对方式的重要性。

选择你自己对障碍的反应

在选择你自己对障碍的反应时，我将提供一个对你有用的框架，见表 13.1。你可以用这张表格使选择更清晰。

表 13.1 选择你自己对障碍的反应

障碍	之前处理障碍做法中的有效和无效的部分	可用于处理障碍的内外部优势	处理障碍时值得推荐的反应（评估后用" * "标记出最佳的反应）	评估推荐的反应
	有效的部分：	内部优势：	1. 2.	1. 2.
	无效的部分：	外部优势：	3. 4.	3. 4.

确定障碍

你需要了解障碍的本质。是什么让它成为障碍？它主要是个人的障碍、人际的障碍还是环境的障碍？在表 13.1 的相应地方用自己的语言进行说明。如果你很难确定障碍是什么，那就问自己需要改变什么才能让你按计划去面对与困境有关的场景。你所选择的很可能就是需要处理的障碍。

确认曾经处理过该障碍的尝试

在单次治疗（SST）中，治疗师经常鼓励来访者找出以前为解决问题所做的尝试，我也曾建议你在基于 SST 的自助中这样做（见表 11.1）。这一原则在处理障碍时同样适用。你很有可能曾经遇到过这样的障碍，并试图解决它。所以，想想那些做法，并在表 13.1 的相应位置上，写出你所做的事情中哪些是有帮助的，哪些是没有帮助的。

确定可用于处理障碍的内外部优势

就像制定解决方案时确定内外部优势一样，针对确定的障碍设计有效反应时也可以这么做。可在表 13.1 中写出。

头脑风暴所有可能的反应

接下来，我建议你整合上述信息，头脑风暴所有可能的反应。在头脑风暴的过程中，你可以自发想出多个解决方案，而且在头脑风暴完成前不用先评估是否可行。

从多个方案中选择一个

头脑风暴后考虑每一个可能的方案，并问自己：（1）它在处理障碍方面的效果如何；（2）你是否能想象实施它的样子。仔细审视方案列表，直到你选出最佳可用的那一个。

从专业视角处理障碍

在你对障碍采取反应之前，建议你首先考虑 REBT 在这方面可借鉴的观点①。当你遇到的障碍是以问题情绪反应的形式出现时，那么大多数情况下都可以借鉴 REBT。在这些情境下，REBT 推荐使用 ABC 框架，如表 13.2 所示。

REBT 建议你按照表 13.3 使用该框架，尽管你可能觉得换个顺序更适合你。你会发现完成表 13.3 是有帮助的。

确定障碍

确定障碍的第一步是说明和描述，就像用自己的方法来处理障碍时一样（见上文），将其写在表 13.3 的相关空格中。记住，障碍解释了你为何没有在特定情境下实施行动计划。

确定你对障碍场景的反应

在此你需要确定在障碍场景下所经历的最困扰的情绪，以及处在该

---

① 我在本书中讨论 REBT 是因为它是我工作时使用的疗法。当然，还有其他专业疗法可供你借鉴。

表 13.2 REBT 的 ABC 框架

场景	
困境（A）	
基本态度（B） （僵化的、极端的）	基本态度（B） （灵活的、非极端的）
僵化的态度：	灵活的态度：
灾难化的态度：	非灾难化的态度：
不适难忍的态度：	不适可忍的态度：
贬低的态度：	无条件接纳的态度：
结果（C） （不健康的和无效的） 情绪： 行为： 想法：	结果（C） （健康的和有效的） 情绪： 行为： 想法：

这些可作为来访者潜在的与困境相关的目标。

表 13.3 使用 REBT 处理改变中的障碍

障碍	
C(情绪、行为、想法)	
A(困境)	
B(基本态度)	僵化的态度： 灵活的态度：
	灾难化的态度： 非灾难化的态度：
	不适难忍的态度： 不适可忍的态度：
	贬低的态度： 无条件接纳的态度：

版权：Windy Dryden（2021）, *Help Yourself with Single-Session Therapy*, Routledge.

情绪下的行为和想法。这些情绪、行为和想法构成了"B"的结果（这是现在要讨论的），因此，填写在表 13.3 中标有"C"的部分。

确定障碍相关困境

下一步是找出你在经历障碍场景时感到最不安的地方。这就是"A"或困境。问题的核心是困境，同样地，障碍的核心是另一个困境，这个困境可能与问题相关困境相同，也可能不同。如果你发现识别与障碍有关的困境很困难，那么有两件事可以做。第一，利用"C"处的困扰情绪（如焦虑）来问自己，例如："在导致我放弃解决方案的场景中，什么最让人焦虑？"第二，再问自己一个问题："如果有某种条件可以让自己不经历困扰情绪，那会是什么？"这个条件的反面往往就是与障碍有关的困境。当你确定了困境后，把它写在表 13.3 中"A"的空格里。

揭示你的态度

REBT 基于表 13.2 中的 ABC 模型。建议你在完成这一步时，把表放在面前，以便了解或揭示你在"B"处对"A"处的困境持有什么基本态度，导致你体验到困扰情绪并在"C"处放弃计划。再次重申一下，REBT 的观点是，困境的存在并不会对改变产生障碍。相反，是你对困境的基本态度造成了障碍。因此，如果你改变了对困境的态度，你就会改变对困境的情绪和行为，于是困境不再成为改变的障碍。

表 13.2 概述了你对障碍相关困境所持的态度，以及困境存在时，你

需要采取的用于实施计划的态度。①

当你回答下面的问题时，请注意，REBT 认为你至少有四种态度中的一种，但是也不要假设你一定存在所有四种态度。

我对困境的态度是僵化的还是灵活的？ 例如，你希望困境不存在，但你是要求它一定不存在（僵化的）还是可不必如此（灵活的）？

我对困境的态度是可怕的（极端的）还是并不那么可怕的（不极端的）？ 例如，你认为困境发生不是件好事，但你认为它的发生是可怕的，还是并不那么可怕？

我对困境的态度是无法容忍面对困境时的不适（极端的）还是可以容忍面对困境时的不适（不极端的）？ 例如，你认为忍受面对困境时的不适是很困难的，但你是认为不能忍受这种不适，还是认为可以忍受并且值得？

我对困境的态度是对自我/他人/人生的贬低（极端的）还是无条件地接受自我/他人/人生（不极端的）？ 例如，你认为困境不好，但你是贬低自我/他人/人生还是无条件接受自我/他人/人生？你的贬低或无条件接纳的态度取决于你认为谁对困境负有责任。

选择你的态度并支持你的选择

在回答上述问题时，你可能已经发现对困境的态度可能是僵化或极端的。REBT 认为，对于僵化的态度，有灵活态度的可选项；对于极端的态度，有不极端态度的可选项。在对困境所持态度提出的问题中

---

① 再次重申之前的观点，即困境可能是实际存在的，也可能是你认为它存在的。

已包括这些选项,然后用它们替代已有的僵化的或极端的态度,并想象自己在面对困境时使用替代态度的样子,养成灵活的或不极端的态度。如果这样做你可能会注意到,你对困境的感受发生了变化,困境好像不再是障碍——僵化或极端的态度才是障碍。你要问自己想采取哪种态度向前走,当你作出选择后,给自己理由来支持你的选择。你可以想象自己正在教一群孩子,告诉他们灵活的和不极端的态度为何比僵化的和极端的态度更有价值,这种想象可能对你的选择会有帮助。

以与态度相一致的方式行动

一旦对处理障碍的态度作出选择,你就需要以与态度相一致的方式行动。这意味着在面对困境时,要时刻牢记你选择的态度。通过这种方式,你将能处理可能遇到的任何困境以及相关障碍。在你前进的过程中,让行为与所选择的态度相一致,尽可能防止使用任何旨在追求安全却会导致注意从困境中转移的行为或思维方式。避免这些安全行为或思维方式很重要,但在开始时可能会感到强烈的不适。倘若如此,请接受和容忍这种不适。它不会持续很久,而且会帮你克服改变中的障碍。

设计和实施处理障碍的最终方案

在此你既要考虑自己对所面临障碍的反应,也要考虑 REBT 框架所提供的视角。最终你可以采用自己的方式、REBT 的方式,或者整合两者,以形成处理障碍的方案。一旦确定,就可以在考虑如何面对障碍相关困境的同时加以实施。

应对失误和复发,处理易感因素

在结束关于如何处理改变中的障碍之前,我还想谈谈其他几个问题。

失误及处理

在我看来,失误是问题的一个小退步。它很常见,因此我给你的建议是,当它发生时要接受它,但不必喜欢它。这将有助于你回顾发生了什么并让你又回到问题状态中,同时找出造成这种情况的关键因素。一旦你发现这些关键因素,就可以在再次遇到它们时制订计划去加以处理。

你可能也会发现下面的做法是有用的:

- 当你出现失误时,请人帮忙,并从经验中学习。
- 利用自身优势应对失误。
- 找出过去的成功经验并加以利用,这些经验可能来自问题相关的经历,也可能来自其他生活经历。

阻止复发

在我看来,复发就是完全回到问题开始时的状态。有些人将这种情况称为"回到原点"。如果不能有效处理失误,或者对失误的反应就是放弃,那么复发就更有可能发生。如果你对失误抱着僵化的态度,就会出现复发的情况。也就是说,如果对失误的态度是"它决不能发生",那么当它确实发生时,你就更有可能停止自助,而不是像对失误持灵活态度那样(例如"我不想经历失误,但这并不意味着它一定不会发生")可能会继续自助。因此,如果你想防止复发,那么就要对失误采取灵活的态度,并在发生失误时有效地处理它们。

处理易感因素。防止复发的另一个重要部分是要识别通常被称为"易感因素"的东西。这些因素的存在提供了某种条件,在这种条件下:(1)你不会正常地处理问题;(2)你会在不知不觉中让问题持续存在。重要的是,你要识别和处理这些因素。可能一开始你不得不回避它们,但在通过实施行动计划取得了一些进步后,你还是要面对并处理这些因素,让它们不再成为易感因素。使用前文讨论的"挑战适度"原则可能对你有帮助。

易感因素的例子有:(1)那些让你很容易回到问题状态的场景;(2)使你很难实施计划或打击你的人;(3)导致你把快乐置于改变之上的及时行乐哲学。

应对复发

在自我改变过程中，无论出于何种原因，你都有可能会复发。怎样处理这个问题对接下来的自我治疗至关重要。从上面的讨论中，有三种可能的反应：自己的反应、REBT 视角的反应和上述两种反应的整合。

在准备应对复发时，退一步问自己，你会如何鼓励别人对复发作出反应，以及你希望一个同情你的人怎样鼓励你。这两种情况都暗示了你自身对复发的应对方法，其目的是让你从经验中学习，重新承诺自我改变而不是放弃。

REBT 的方式是鼓励你接受复发可能会发生的事实。REBT 认为，虽然复发是非常不幸的，但它并不会导致"世界末日"。如果你采取这种态度，那么就会退一步，并对导致复发的因素进行全盘分析。如果你既可以为复发负责，同时又不因此贬低自己，那这种反省就更有价值。总而言之，REBT 建议对复发采取灵活的、非灾难化的以及无条件自我接纳的态度。

如上所述，你对复发的最终反应可能是你自己的、REBT 的或是两者的整合。

在下一章中，我将讨论一旦你取得了进展该如何保持，以及如何把你在处理问题时学到的经验推广到可能遇到的其他问题上。

第十四章

保持进步，举一反三

概　述

　　本章的观点是：如果想保持进步，你需要承诺持续使用已成功的解决方案。然后考虑需要做什么来维持所取得的进步，以及如何能将这些进步推广到其他地方，即举一反三。首先，我会讨论如何将解决方案应用到具有相同困境特点的场景中以及具有不同困境特点的场景中。其次，我会讨论如何将在处理最开始的指定问题中学到的技能应用到其他不同的问题上。最后，我会展示如何利用 REBT 框架中的健康态度，对生活困境作出建设性反应，并将其应用于生活中的方方面面。

保持进步

　　就像任何成功减肥和成功自助的人都会告诉你的一样，成功并不是故事的结束。事实上，有人会说，真正的改变从成功这一刻开始。当你达到一个目标时，最初会有种兴奋感，然后有种满足感，如果不小心，可能还会有种自满感。你为实现目标而努力过，认为现在应该休息一下。于是，你放松了警惕，结果没过多久又恢复了与问题有关的旧习惯。虽然你可能没有回到"原点"，但你已经以某种形式退回到了问题场景中。正如上一章中所讨论的，如果你不在这时采取措施补救，那么你可能会像当初决定自助前一样再次经历问题场景。如果这种情况发生，请回顾该章内容。

然而，避免退回到原有但熟悉的问题场景的最好方法是，作出明确的承诺去保持自助取得的进步。

承诺经常使用解决方案

上文提到，当你实现目标时，很可能会感到兴奋，然后体验到一种满足感。这没有什么问题，事实上，如果你不这样反而很奇怪，因为你已经获得了对你有意义的东西。困难在于，可能出现的自满情绪加上"放松"心态，让你开始停止做最初为实现目标所做的事情。事实上，这意味着你已经停止面对困境，也不再使用你的解决方案来有效处理该困境。

现在我举例说明。乔纳森如果在谈话中发现没人听他说话，就会自己生闷气。在逐次自助的过程中，他对自己的理解用自己的话说是"这让他觉得自己一无是处"。他的目标是，如果别人不听他说话，可以生气但不生闷气，而使他能够实现这一目标的方案是要有一种态度和一种行为。这种态度是："即使面对不被倾听的场景，我仍然不是一无是处的"；行为是："如果这样的情况发生，我要敢于表达自己的感受"。他经常练习这一方案，直到达到目标。

达成目标后，乔纳森没有自满，而是每周找一个习惯不听他说话的人，然后在这样的困境中继续练习他的方案。为在真实场景中实施作好准备,他先在脑海中预演,然后再进入呈现困境的真实场景中去实施。

正如之前所解释的,在脑海中预演的重要性在于可以帮助你练习解决方案,这样即使困境并没有实际发生,你也能从中受益。事实上,如果困境真的发生,那么预演对你有两个好处。第一,你已经在心理上作好了应对的准备。第二,你已经练习了两次——一次在脑海中,一次在实际场景中。

每次练习结束后,花一些时间反思所学的东西并加以理解,特别要考虑如何在其他情境和问题中应用该方案(稍后讨论)。这种反思和理解会促使你对方案进行改进。这样,你会考虑在下一次执行方案时,如何将这些改进纳入其中。

将成果和所学的情绪处理技能推而广之

到目前为止,本书主要是帮助你识别和处理"指定问题"——这是你选择优先考虑的问题。一旦实现了目标,你就可以通过不同的方式把所获得的成果和技能推广出去。

相同的困境,不同的场景

如果你的问题是针对某个特定场景的,那么可以通过在其他场景下处理此问题的相关困境来巩固所获技能。许多年前,我帮助一个来访者处理他害怕被老板批评的问题。几次访谈后，他想解决害怕被妻子批评的问题。我问他是否尝试过把从解决害怕被老板批评的问题中学到的东西应用到害怕被妻子批评的问题中。我至今都记得他的回答："没有，我可以这样做吗？"这让我意识到，人们可能不会自动将他们的学习和收获从一种场景推广到另一种场景中，必须提醒和鼓励他们这样做。因此，不要假设你会自然而然地处理好可能出现困境的其他场景，而是需要刻意地举一反三。要做到这一点，你可以使用原场景中选择的方案，并针对新场景进行调整，然后实施之前在脑海中进行预演。

问题不同，但困境相似

另一种举一反三的方式是当解决方案经过适当修正后，思考是否可以将其应用于其他问题中的相似困境。如果可以就进行修正并制订行动计划，然后在新的相似困境所在的场景下使用。一旦你准备从处理反应到处理困境，可以按照以下顺序进行。

- 问自己是否有相似困境的问题，如果有，是什么？例如，当有个不被倾听的问题时，你也可以问自己，在当别人批评你、拒绝你或不公平地对待你等情况下，你是否也有问题？
- 如果是这样，设定目标去处理这些新问题。然后问自己：处理相似困境的建设性方式是什么？
- 问自己是否能把针对原来问题的解决方案应用于新问题？方案可能并不完全相同，但是可以进行调整，使其成为解决新问

题的建设性方案。然后制订一个行动计划，在与困境有关的场
景下实施。

问题不同，技能相同

除了处理指定问题并将成果推广到相关困境之外，你也许还会有其
他截然不同但相关的问题，这些问题可能具有与指定问题的核心相似的
困境。如果是这样，那你可以尽可能地使用处理指定问题相关技能来处
理不同的问题，从而做到举一反三。请记得你可以用自己的方式和
REBT 的方式来进行。

- 描述问题及其所发生的场景。
- 识别这个问题中的主要困扰情绪及其相关行为和思维。
- 识别问题中主要的困境主题。
- 识别对上述困境主题的态度。
- 就此问题设定目标。
- 列出处理这个问题所做过的尝试。注意这些尝试中任何可以
  用来制定解决方案的有用部分，以及要抛弃的无用部分。
- 找出解决这个问题时可以利用的内部优势和外部资源。
- 集思广益，提出解决问题的所有可能方案，然后进行评估。
- 选择一个看起来最有可能帮助你实现目标的并可以融合到生
  活中的解决方案。
- 在实施该方案之前进行预演。

- 制订行动计划。

- 预测并处理实施中的潜在障碍。

- 实施方案。

- 保持方案的持续进行。

在生活中使用灵活且不极端的态度

推广成果的最后一种方法来自 REBT。在第十一章中，我讨论了 REBT 的观点，即处理困境的健康方式是发展一套应对困境的灵活和非极端的态度（见表 14.1）。然后，你可以使用其中一种或多种态度来处理生活中可能遇到的任何困境。下面我会详细说明怎么做。首先，选择一两种最能帮你面对困境的健康态度。其次，在需要时使用，如表 14.1 所示。

表 14.1 应对困境的解决方案：健康的态度

灵活的态度	你希望困境不发生，但不要求它必须如此。
非灾难化的态度	虽然困境不好，但也不是世界末日。
不适可忍的态度	虽然困境不好，容忍困境对你来说是种挣扎，但容忍是值得的，你愿意并会这样做。
无条件接纳的态度	虽然困境不好，但你要接纳自己是容易犯错的（如果你被认为要对困境负责），接纳他人是容易犯错的（如果他人被认为要对困境负责），接纳生活是好、坏和不好不坏混在一起的（如果生活被认为要对困境负责）。

在生活中运用灵活的态度

下面我将展示如何举一反三地采取灵活的态度对待所面临的困境。虽然我会推荐一种说法，但你可以自由使用适合你的说法。

推 荐 形 式	例　子
我希望困境不要出现，但这不一定如我所愿。	我希望老板不要批评我，但这不一定如我所愿。

你可以在面对困境之前、之中和之后使用这种灵活的态度。因此，依据上述例子，你可以在与老板见面前（他可能会批评你）和老板批评你之后运用这种灵活的态度。你甚至也可以在他批评你的时候使用简略版①的灵活的态度。

应用非灾难化的态度

下面是如何采取非灾难化的态度对待你所面临的任何困境。像上文一样，虽然我会推荐一种说法，但你可以自由使用适合你的说法。

推 荐 形 式	例　子
困境出现并不好，但也不是世界末日。	虽然被老板批评并不好，但也不是世界末日。

与灵活的态度一样，你可以在面临困境之前、之中和之后使用这种

---

① 简略版的意思是可以简化你的说法，比如，"老板批不批评由不得我"。——译者注

非灾难化的态度。因此，同样地，你可以在见到你的老板之前和老板批评你之后使用非灾难化的态度。正如之前所建议的，你甚至可以在对方批评你的时候，使用缩略版的非灾难化的态度。

应用不适可忍的态度

现在，你一定很熟悉在遇到困境时采取健康的态度并将其应用到生活各方面的方式。下面是如何采取不适可忍的态度对待你所面临的任何困境。

推 荐 说 法	例 子
如果困境出现，容忍困境对你来说是种挣扎，但容忍是值得的，你愿意并会这样做。	容忍老板的批评是种挣扎，但这是值得的，我可以这样做。

与我讨论的其他健康态度一样，你可以在面对困境之前、之中和之后使用这种不适可忍的态度。因此，同样地，你可以在见到你的老板之前和老板批评你之后使用不适可忍的态度。正如之前所建议的，你甚至可以在对方批评你的时候使用简略版的不适可忍的态度。

应用无条件接纳的态度

最后是如何采取无条件接纳的态度应对你所面临的任何困境。和以前一样，虽然我会推荐一种说法，但请自由使用适合你的说法。

推　荐　说　法	例　　子
虽然困境不好,但我是会犯错的(如果你被认为要对困境负责),别人是会犯错的(如果他人被认为要对困境负责),生活是好、坏和不好不坏混合在一起的(如果生活被认为要对困境负责)。	虽然老板批评我是件坏事,但这并不能证明我的价值不大。无论我的老板是否批评我,我都是一个可能会犯错的人。

　　和之前一样,你可以在面对困境之前、之中和之后使用这种无条件接纳的态度。因此,按照上面的例子,你可以在见到老板之前和老板批评你之后使用无条件接纳的态度。如前所述,你甚至可以在对方批评你的时候使用无条件接纳态度的缩略版。

　　现在已经到了本书的末尾。我希望读者觉得它有用,并欢迎你们对我应如何在今后的版本中改进本书提出任何反馈意见。我的电子邮箱是：windy@windydryden.com。

《一对一心理剧治疗：应用与技巧》

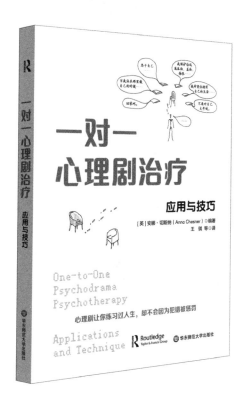

心理剧治疗，短而美的治疗艺术。

《走出心理陷阱：告别消极思维的
图式疗法自助书》

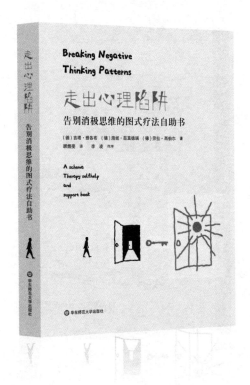

德国具有影响力的心理学家、图式疗法重要创始者吉塔·雅各布力作。

本书将激励你探索自身，激发你改变自我，弱化自身的负面情绪，为生活积攒更多"正能量"。